THÈSE

POUR

LE DOCTORAT EN MÉDECINE,

Présentée et soutenue le 15 juin 1853,

Par J.-M.-Gustave HAMEAU,

né à la Teste-de-Buch (Gironde).

DE LA PELLAGRE.

Le Candidat répondra aux questions qui lui seront faites sur les diverses parties
de l'enseignement médical.

PARIS.

RIGNOUX, IMPRIMEUR DE LA FACULTÉ DE MÉDECINE,
rue Monsieur-le-Prince, 31.

1853

1853. — *Hameau.*

FACULTÉ DE MÉDECINE DE PARIS.

Professeurs.

M. P. DUBOIS, DOYEN.   MM.

Anatomie	DENONVILLIERS.
Physiologie	BÉRARD.
Chimie médicale	....
Physique médicale	GAVARRET.
Histoire naturelle médicale	MOQUIN-TANDON.
Pharmacie et chimie organique	WURTZ.
Hygiène	BOUCHARDAT.
Pathologie médicale	{ DUMÉRIL. REQUIN, Président.
Pathologie chirurgicale	{ GERDY. J. CLOQUET.
Anatomie pathologique	CRUVEILHIER.
Pathologie et thérapeutique générales	ANDRAL.
Opérations et appareils	MALGAIGNE.
Thérapeutique et matière médicale	GRISOLLE.
Médecine légale	ADELON.
Accouchements, maladies des femmes en couches et des enfants nouveau-nés	MOREAU.
Clinique médicale	{ BOUILLAUD. ROSTAN. PIORRY. TROUSSEAU.
Clinique chirurgicale	{ ROUX, Examinateur. VELPEAU. LAUGIER. NÉLATON.
Clinique d'accouchements	P. DUBOIS.

Secrétaire, M. AMETTE.

Agrégés en exercice.

MM. BEAU.	MM. GUENEAU DE MUSSY.
BÉCLARD, Examinateur.	HARDY.
BECQUEREL.	JARJAVAY.
BURGUIÈRES.	REGNAULD.
CAZEAUX.	RICHET.
DEPAUL.	ROBIN.
DUMÉRIL fils.	ROGER.
FAVRE.	SAPPEY.
FLEURY.	TARDIEU.
GIRALDÈS, Examinateur.	VIGLA.
GOSSELIN.	VOILLEMIER.

A LA MÉMOIRE

DE J. HAMEAU,

MON PÈRE.

Puisse le souvenir de ses conseils et de son exemple ne ljamais me faire défaut
dans la conduite de la vie et la carrière médicale!

Je soumets à l'appréciation de mes juges, de mes confrères et de mes amis, cet essai sur la *pellagre ;* ils le trouveront très-imparfait, d'abord..., puis, parce qu'il faudrait longtemps avant de l'avoir mûri. Je n'ai pas eu l'intention de présenter une monographie, mais une dissertation où j'ai eu la liberté de m'appesantir seulement sur les chapitres que j'ai jugés plus importants, passant rapidement sur quelques-uns et en omettant tout à fait d'autres. Ce qui m'a le plus encouragé à choisir ce sujet, c'est l'espoir de faire connaître à quelques praticiens une médication imaginée par un trop modeste médecin des Pyrénées, et qui, si elle tient tout ce qu'elle promet, sera un des plus grands bienfaits pour la malheureuse population de mon pays. Ce but seul ne mérite-t-il pas quelque indulgence?

DE

LA PELLAGRE.

La pellagre, cette maladie qui réveille aujourd'hui si justement
et à tant de titres l'attention des médecins français, et fixe celle des
administrations chargées de la santé publique, n'était encore, il y
a quelques années à peine, qu'une curiosité exotique réléguée dans
le domaine de l'érudition ; on se préoccupait peu d'une endémie
confinée au delà des Alpes et des Pyrénées, et en Italie comme en
Espagne, avant le milieu du dernier siècle, elle était parfaitement
inconnue.

C'est vers 1730 que don Gaspar Casal, d'Oviedo, observa pour
la première fois, dans les Asturies, une affection qu'il décrivit, en
1762, sous le nom de *mal de la rosa*. Thiéry fit connaître, en France,
ces travaux de Casal, par quelques publications dans le Journal de
Vandermonde ; c'était lettre morte pour la science. Vingt ans plus
tard, Antonio Pujati remarquait, dans les États de Venise, une maladie particulière, à laquelle il imposa, selon les idées dominantes
de l'époque, le nom de *scorbut alpin*. En 1771, F. Frapoli publia
un mémoire étendu sur une maladie semblable, en lui conservant
toutefois le titre de *pellagre*, que lui donnaient les paysans lombards ;
ce nom a prévalu. Zanetti, deux ans après, et sans connaître les
observations faites avant lui, trouvait la même maladie aux envi-

rons du lac Majeur. Dès lors les découvertes se multiplièrent, et ne tardèrent pas à attirer l'attention des savants et des gouvernements eux-mêmes. Les nombreux travaux de Gaetano Strambio (de 1786 à 1794) y contribuèrent pour une large part. Par ordre de Joseph II, un hôpital spécial pour les pellagreux fut établi à Legnano, et confié aux soins de Strambio.

L'histoire de la pellagre lombarde, à partir de cette époque, se retrouve dans toute la littérature médicale d'Italie, et les plus grands noms s'y rattachent.

Ainsi, au même moment, on peut dire la pellagre était signalée en Espagne et en Italie; car il n'est plus permis de douter que le *mal de la rosa* soit identique à l'endémie lombarde. En Italie, ce n'est pas par une découverte isolée, mais par un conflit de découvertes, qu'on reconnaît son invasion dans plusieurs points du territoire lombardo-vénitien. Ce fait très-remarquable ne se dégage pas facilement des quelques lignes dans lesquelles j'ai dû circonscrire mon sujet; mais il deviendrait frappant, si, au lieu de ce court indice, on avait sous les yeux un tableau synoptique complet; il est impossible de le négliger dans un examen sérieux de la pellagre. Ne prouve-t-il pas déjà, selon la judicieuse réflexion de M. Paul Crébessac (thèse 1852), en faveur de l'origine récente de cette maladie?

Il en a été de même en France.

Dès l'année 1818, mon père, J. Hameau, observait la pellagre sur les bords du bassin d'Arcachon; il adressa une note sur ce sujet à la Société royale de médecine de Bordeaux, le 4 mai 1829. Quelques années plus tard, par un second mémoire, il appela plus particulièrement l'attention des médecins et du gouvernement sur les progrès de cette affection parmi les populations agricoles voisines de la Teste-de-Buch. Le médecin des épidémies du département de la Gironde fut chargé d'étudier la question, et il provoqua quelques nouveaux travaux, dont les principaux sont consignés dans les *Documents pour servir à l'étude de la pellagre des Landes*, par M. L. Marchand; ce sont ceux de MM. Labesque, Ardusset, Beyris, etc.

En 1823, M. Calès trouva la pellagre dans le Lauraguais, et
M. Roussilhe, aux environs de Castelnaudary ; M. Courty, en 1850,
la trouva dans les Pyrénées-Orientales.

Ce n'est qu'en 1851 que la publication d'un livre de M. Cazalas,
sur l'eau sulfureuse de Labassère, nous a révélé l'existence de la
pellagre dans cette partie des Hautes-Pyrénées ; mais nous y voyons
que M. Verdoux avait commencé à l'y observer dès l'année 1817.

La pellagre est donc endémique dans plusieurs départements du
midi et du sud-ouest de la France : la Gironde, les Landes, la Haute-
Garonne, les Pyrénées-Orientales, les Hautes-Pyrénées, l'Aude.
Disons en outre qu'il en a été signalé ailleurs quelques cas spora-
diques : deux par M. Théophile Roussel, alors interne dans le service de M. Gibert, à l'hôpital Saint-Louis ; un autre dans le même
hôpital, huit ans plus tard (1850), par M. Marotte ; un dans l'Allier,
par M. Brugière de Lamothe ; un cinquième à Reims, par M. Landouzy (1852).

Je ne terminerai pas cette note historique sans mentionner un fait
qui n'est pas sans importance, si je ne me trompe. M. Abeille, médecin en chef de l'hôpital d'Ajaccio, avait la bonté de m'écrire, il y
a deux ans : «Je me rappelle, maintenant que la maladie m'est bien
connue, en avoir observé plusieurs cas, sans les connaître alors,
chez les *tribus arabes*, pendant que j'étais en Afrique, de 1832 à
1837 ; c'était sur des tribus situées au voisinage de La Calle, entre
Bone et Tunis. Il n'est pas douteux pour moi qu'on ne doive observer la pellagre chez les Arabes de nos possessions africaines. Dans
les tribus dont je vous parle, la farine de maïs est en grand usage ;
les troupeaux y sont nombreux comme dans toutes les tribus, et
campent pêle-mêle avec les indigènes. Si ma mémoire me sert bien,
ce sont surtout les femmes qui étaient atteintes de pellagre. Celles-ci
sont, en effet, chargées du soin des bestiaux, vivent la moitié du
temps dans le fumier, et sont dégoûtantes de malpropreté ; les
hommes, au contraire, ne font généralement rien, et se livrent à de
fréquentes ablutions.»

On comprendra quel intérêt s'attachait pour moi à cette révéla-
tion, quand on aura lu l'observation que je relate ici, et qui déjà
m'avait singulièrement frappé.

Jacques Hollé, né à Mothern (Bas-Rhin), âgé de quarante ans,
menuisier, a été soldat pendant dix-huit ans (1831-1849) ; il est resté
en Afrique de 1836 à 1840, puis de 1846 à 1849. Pendant la plus
grande partie du temps qu'il passa en Afrique, surtout de son second séjour, on l'employait aux travaux de la terre. Il se trouvait
ainsi en contact journalier avec des troupeaux de moutons, qu'il dit
être très-nombreux dans cette contrée. Sa nourriture habituelle se
composait de viande fraiche, de pain, de biscuit, de vin et de café.
J'ai insisté pour savoir s'il ne mangeait pas de maïs ; il m'a répondu
qu'il en avait assurément mangé quelquefois, mais très-rarement,
en étant fort peu friand. Cet homme est robuste, d'une constitution
forte, d'un tempérament sanguin.

Depuis trois ans, raconte le malade, c'est-à-dire trois ans avant
de quitter l'Algérie, le dos des mains devient, à chaque printemps,
le siége d'une rougeur vive, avec sensation de chaleur âcre et de dé-
mangeaisons ; elle dure jusqu'à la fin de l'été, et disparait entièrement en automne. Dès la première année, le malade observa
qu'il avait quelque faiblesse dans les jambes. Au second printemps,
la diarrhée suivit de près le retour de l'affection cutanée, et dura
trois mois environ. La faiblesse des extrémités inférieures, qui
avait entièrement disparu aux approches de l'hiver, se montra de
nouveau en même temps que l'érythème, et s'aggrava beaucoup pendant l'été ; il se joignit à cela des vertiges et des bourdonnements
d oreilles.

Tous ces phénomènes ont entièrement disparu à la fin de l'automne, et cette année (1850), au mois de mai, ils sont revenus, dans
le même ordre et avec plus d'intensité.

Hollé est entré, le 21 septembre 1850, à l'hôpital Saint-André de
Bordeaux, dans le service de M. Mabit. Je l'ai examiné ce jour même,

et j'ai noté la coloration rouge et générale de la face, il paraît qu'elle est habituelle au malade ; de la céphalalgie, des vertiges, des sifflements dans les oreilles, un peu de lenteur dans la parole, d'embarras dans la prononciation de certaines syllabes. Le malade avoue de lui-même que ses idées sont moins nettes qu'autrefois. Il trouve que ses membres ont sensiblement diminué de volume, qu'il a maigri, bien qu'il soit encore néanmoins assez pourvu de chairs et de graisse. La diarrhée a cessé depuis le mois de juillet ; la pression exercée sur les apophyses épineuses lombaires détermine de la douleur ; les bras n'ont presque plus de force, et les membres inférieurs sont d'une telle faiblesse, que le malade ne peut se tenir debout sans vaciller, et que pour marcher il est obligé d'avancer par saccades, tantôt vite et tantôt lentement, les jambes demi-fléchies et les pieds traînants : le dos des mains présente une desquamation sèche, grisâtre, noire sur les bords, laissant au-dessous d'elle la peau rose, lisse et luisante. La langue est légèrement fendillée en divers sens, l'appétit conservé.

Traitement. Infusion de quinquina lacté, 2 tasses par jour ; deux portions d'aliments ; viandes rôties ; bains simples, deux fois par semaine.

Ce malade a quitté l'hôpital, le 9 décembre, en bien meilleur état. L'érythème a tout à fait disparu, la marche est plus assurée ; mais il a encore le sentiment de sa faiblesse.

Pendant le mois d'avril 1851, il est venu, à la consultation de l'hôpital, montrer ses mains, où l'affection avait reparu ; il n'avait pas de diarrhée, mais la puissance musculaire commençait à décroître. On n'a pas pu le décider à reprendre son lit dans les salles ; je ne l'ai plus revu.

Je répète que ce malade me paraît offrir un grand intérêt. C'est d'abord par l'absence de toute apparence cachectique ; il est frais, de belle stature, assez gras ; en le voyant, nul ne songerait à la pellagre ; c'est ensuite parce que la maladie l'a pris en Afrique, et que ce fait, rapproché de ce que nous avons dit, d'après les souvenirs de M. le Dr Abeille, mériterait bien de fixer l'attention des médecins qui se trouvent en Algérie.

Passons à la description de la pellagre.

SYMPTOMATOLOGIE.

Il me parait difficile de tracer de la pellagre un tableau fidèle, en adoptant les divisions établies par les Italiens en degrés ou périodes, en progression d'intensité, en types spéciaux, etc. C'est, si je puis dire, forcer la nature à rentrer dans les cadres de la science, au lieu d'adapter celle-ci à la marche de la nature. Eh bien, l'observation rigoureuse ne nous présente que trois séries que l'on puisse prendre pour chefs de description; elles sont prises dans l'ordre anatomique des appareils : 1° cutanés, 2° digestifs, 3° nerveux.

Symptômes cutanés. — Une rougeur d'intensité variable, avec ou sans gonflement de la peau, avec une sensation de chaleur plus ou moins aiguë, souvent obtuse, apparaissant vers le commencement du printemps sur les parties des téguments exposées aux rayons du soleil, et principalement sur le dos des mains, se terminant, dans le courant de l'été, par une ou plusieurs desquamations qui laissent des stigmates comparables à ceux d'une brûlure superficielle, pour reparaître au printemps suivant : tels sont les caractères fondamentaux de l'érythème pellagreux. Au début, il ressemble assez bien à un *coup de soleil*; aussi les malades disent-ils toujours qu'ils ont été *brûlés,* et ils ne donnent pas d'autre attention à ce mal local.

La rougeur a pu être assez intense pour être comparée à celle de la scarlatine; elle l'est beaucoup moins ordinairement, et chez les deux tiers des sujets environ, il n'y a pas de gonflement; la chaleur est obtuse ou remplacée par un prurit incommode, quand les parties ne sont pas tuméfiées; si elles le sont, elle devient vive, mordicante; mais cet état d'acuité ne dure qu'un septénaire au plus; la peau prend peu à peu une teinte rosée qu'elle conserve pendant trois semaines ou un mois : à cette époque, commence la desquamation.

C'est aux mois de mars, avril ou mai, que se montre cet érythème, qui ne frappe que les parties exposées aux rayons du soleil. Calderini prétend, à la vérité, avoir constaté que, sur 352 malades, 72 qui n'avaient pas subi l'influence solaire éprouvèrent une sensation d'ardeur aux mains, chez quelques-uns même accompagnée d'érythème ; d'autre part, un assez grand nombre de faits prouve la nécessité de l'insolation, et d'abord on ne voit jamais que les parties du corps couvertes par les vêtements soient affectées. Au nombre de mes observations, j'ai celle d'un homme qui, à l'aide de mitaines en laine, préservait le dos de ses mains, mais les doigts, restés à nu, n'étaient point épargnés ; d'autres, en prenant des gants entiers ou en ne sortant qu'après le coucher du soleil, ont gardé leurs mains intactes ; malheureusement ils n'avaient conjuré qu'un symptôme. Gherardini a fait des expériences décisives : plusieurs malades, se prêtant à ces expériences, exposèrent des parties diverses de la surface du corps aux coups du soleil, et c'est sur ces parties qu'eut lieu l'érythème. Strambio a parfaitement démontré, contre l'opinion de Frapoli, qu'on peut éviter l'affection cutanée en restant à l'ombre, et qu'on n'est pas exempt de la pellagre.

La desquamation succède à l'érythème après deux, trois, quatre septénaires ; elle est très-variable dans sa forme, et se renouvelle ordinairement plusieurs fois. Tantôt c'est une multitude d'écailles furfuracées analogues à celles du psoriasis, adhérentes par le centre, sèches, grises, blanchâtres et nacrées sur les bords, qui s'étalent sur les téguments affectés ; elles tombent et sont bientôt remplacées par une nouvelle couche analogue, mais plus foncée en couleur ; tantôt, et le plus souvent, c'est une couche épidermique un peu plus épaisse, noirâtre, parcheminée, plissée surtout autour des articulations, d'où le nom de *peau ansérine*, ou disposées en ellipses jusque sur l'avant-bras (pellagre orbiculaire d'Alibert), ou bien

enfin disposée en larges plaques séparées entre elles par des espaces
où la peau apparaît rosée et luisante ; enfin souvent l'épiderme est
encore plus noir, plus épais, d'aspect éléphantiasique, plissé, sil-
lonné de rainures profondes intéressant parfois le derme, et c'est
alors que s'écoule un liquide ichoreux fétide et que ce mal offre
l'aspect repoussant décrit par Thiéry. Ces trois formes principales
de la desquamation pellagreuse se rencontrent chez nos malades
landais aussi bien que parmi ceux du Milanais et des Asturies.
MM. Cazenave et Schedel ont écrit le contraire, parce qu'en effet
les premières observations publiées en France ne mentionnent que
la première et la deuxième forme.

Cette affection cutanée, dégagée de toute complication, ne présente dans le début ni pustules, ni papules, ni vésicules ; quelques
phlyctènes tout au plus dans les cas rares où la période inflammatoire a été très-aiguë. On peut la ranger dans l'ordre des squames,
et en l'examinant de près, on n'y voit guère qu'une sécrétion exagérée de l'épiderme et quelquefois du pigment. C'est l'épiderme
qui constitue ces écailles furfuracées grises ou brunes et ces croûtes
noires hideuses qui ont fait rapprocher la pellagre de l'éléphan-
tiasis. Il ne tombe que lorsqu'il est régénéré, et la couche de nouvelle formation se présente comme une pelure d'oignon mince,
luisante, rosée ; elle se durcit bientôt, s'hypertrophie, prend l'aspect
de celle qui l'a précédée, et tombe également. Après deux, trois,
quelquefois quatre de ces évolutions, la couche ténue, luisante,
rosée, et limitée ordinairement par un contour de teinte noirâtre,
persiste, jusqu'au printemps suivant, en stigmate indélébile, que
tous les auteurs ont comparé à la cicatrice d'une large brûlure superficielle.

Telles sont les formes et la marche de l'érythème pellagreux qui
affecte la partie dorsale des mains et des pieds. Au cou, c'est tantôt
une plaque vers la fourchette du sternum, tantôt comme un collier
(noté avec une sorte de merveilleux par D. Gaspar Casal), et quelquefois un V, suivant les saillies des sterno-mastoïdiens. A la face,

c'est un masque dont les bords, frangés et noirs sur le pourtour, ressemblent assez bien à une poussière de charbon détrempée par des gouttes de sueur ; ou bien des plaques éparses sur les ailes du nez, les pommettes, les commissures des lèvres, le menton, et, d'une manière générale, toutes les parties saillantes du visage ; sur les ailes du nez, et quelquefois au menton, on voit une multitude de petits tubercules miliaires d'aspect terreux, brunâtres, et situés à l'orifice des conduits sébacés ; on ne les enlève qu'avec difficulté et en faisant saigner la peau.

Le dos des mains est le siége constant de l'érythème, à moins que l'influence solaire ait fait défaut ; le cou-de-pied en est affecté souvent ; la face et le cou le sont plus rarement ; les régions palmaires et plantaires, jamais.

Lorsque la maladie est avancée, les ongles deviennent souvent gris, ternes, ou d'un blanc mat, à leur base ; ils sont plats, secs, épais, et tombent quelquefois. Les poils et les cheveux deviennent de plus en plus rares, cassants ; les dents se déchaussent.

Symptômes des voies digestives. — Ils débutent ordinairement par l'inappétence, le dégoût, quelquefois des nausées et des vomissements ; bientôt vient la diarrhée, plus rarement la constipation seule ou alternant avec la diarrhée. Durant la première, la deuxième année, et même plus longtemps encore, ces troubles ne se montrent qu'à des intervalles plus ou moins longs et disparaissent complétement en automne et en hiver ; puis ils sont de plus en plus fréquents, et finissent par ne plus laisser de repos aux malades.

La diarrhée et la constipation sont, si je puis dire, les signes fondamentaux de cet ordre de symptômes, bien que Strambio cite des cas où elles ont fait défaut jusqu'à la dernière heure. Autour d'elles plusieurs autres viennent se grouper, d'une moindre importance peut-être, mais très-caractéristiques : tels sont la gerçure des lèvres, les sillons transversaux de la langue, le gonflement des gencives, les aphthes, la soif, qui n'est pas commune, le ptyalisme, qui est très-fréquent, la saveur tantôt aigre, tantôt amère ou salée, et le plus souvent nulle, de la salive; la constriction de la gorge, la *boule ardente* dans l'œsophage, et le *fer chaud* dans l'estomac. Ce sentiment de chaleur brûlante dans les premières voies, excité par la déglutition, est très-ordinaire et des plus pénibles pour le malade; c'est afin d'éteindre ce feu intérieur que plusieurs se précipitent à l'eau.

La boulimie est beaucoup plus rare que l'anorexie. Le ventre est ballonné ou rétracté vers le rachis, douloureux ou non à la pression. Les menstrues sont le plus souvent abolies ou perverties, remplacées par des leucorrhées.

La nutrition est très-imparfaite; le malade maigrit, sa peau est aride; il y a cependant très-rarement de la fièvre.

Symptômes nerveux. — Aux symptômes cutanés, à ceux des voies digestives, viennent toujours se joindre ceux qui sont sous la dépendance de l'innervation. Ceux-ci sont nombreux, variés, et depuis la défaillance musculaire jusqu'à la paralysie générale, depuis le simple vertige jusqu'à la démence et au suicide, on peut dire qu'il n'y a pas de nuances qu'on n'ait observées chez les pellagreux. On a coutume de classer ces désordres sous deux chefs (cérébraux et spinaux); mais cette division tout anatomique a le tort de préjuger une question qui n'est pas encore résolue, celle de l'anatomie pathologique de la pellagre. J'aime mieux suivre successivement les fonctions qui sont sous la dépendance de l'influx nerveux.

Motilité. Les forces musculaires périclitent constamment et progressivement dans la pellagre; c'est un de ses caractères essentiels. On observe souvent, au début, un embarras de la parole. Le malade se plaint d'abord de lassitude dans les membres, il ne supporte plus la marche qu'avec peine, ses bras sont énervés, et les jambes fléchissent, vacillent; il fait des faux pas, avance par saccades, convulsivement, puis s'arrête. Bientôt la titubation est continuelle et le malade ressemble à un homme ivre ; plus tard, la paralysie survenue insensiblement est complète, les membres sont contracturés ou inertes.

L'analogie entre cette paralysie pellagreuse et celle des aliénés, que M. le professeur Requin a si bien décrite sous le nom de *paralysie générale progressive,* est complète; elle n'a pas échappé à des hommes aussi éminents que M. Requin et M. Baillarger.

La forme choréique franche est rare ; mais on observe assez souvent la forme tétanique, et une espèce de tremblement analogue au *delirium tremens :* tout le corps tremble, la mâchoire inférieure est constamment en mouvement, et il semble que les lèvres balbutient une prière sans fin. Le bégaiement précède souvent cet état extrême.

Sensibilité. Sa décroissance dans les membres est en tout comparable à celle de la motilité, quoiqu'elle soit moins apparente, c'est-à-dire qu'elle a lieu progressivement, mais non sans périodes d'excitation et d'aberration marquées surtout par les sensations d'ardeur aux bras et aux jambes, de fourmillement des extrémités, de bouffées de chaleur et de frissons le long du rachis, d'horripilations; puis les téguments deviennent insensibles; le paralytique pellagreux traîne la jambe en *fauchant,* perd sa chaussure sans le savoir, se brûle, se déchire les pieds sans en avoir conscience. On peut encore rattacher aux aberrations de sensibilité la cardialgie, le pyrosis, la constriction et la chaleur brûlante de l'œsophage, etc.

Organes des sens. Ils sont presque toujours émoussés. La surdité, l'héméralopie, la diplopie, l'amblyopie, etc., se montrent fréquemment. M. Cazaban (thèse, 1848) relate un fait curieux : une femme pellagreuse, dont la mère est morte de la pellagre, a deux neveux affectés d'héméralopie au printemps et l'été seulement, et rien de plus ; la perversion des sens est un peu moins fréquente, cependant on observe des hallucinations sensorielles assez diverses.

· *Intelligence.* Tôt ou tard, mais presque toujours, l'intelligence est altérée. La tristesse s'empare d'abord du malade : l'image de la mort l'épouvante souvent, il s'inquiète de tout ; il finit par tomber dans une noire mélancolie, dont le terme est l'idiotisme ou la démence. La forme la plus ordinaire de cette aliénation mentale est, sans contredit, celle que Georget a décrite sous le nom de *stupidité* (démence aiguë d'Esquirol) ; les idées d'homicide sont très-rares, celles du suicide fort communes. Bien que ces malheureux se tuent de différentes manières, il est cependant vrai de dire, avec Strambio (qui appelle cela *hydromanie*), qu'ils ont une prédilection pour la submersion ; cela s'explique par le genre de leurs douleurs. Aussi presque tous ceux qui ont mis ainsi fin à leurs jours se plaignaient-ils depuis plus ou moins longtemps d'un feu intérieur qui ne serait apaisé que par l'immersion dans l'eau froide.

Succession et coordination des symptômes.—Nous venons de faire une aride énumération des symptômes de la pellagre ; il importe maintenant de les coordonner, de montrer l'importance de chacun, et d'abord leur ordre d'apparition en commençant par ce problème : quelle est la subordination réciproque des caractères cutanés, abdominaux et nerveux ?

« Il est très-rare, a écrit M. Valleix (*Guide du médecin praticien*), que la pellagre s'annonce par l'altération de la peau ; il n'est même pas démontré que cette altération ait jamais été le phénomène primitif offert à l'observation. » Au dire de Casal, le mal de la rosa débute tantôt par les phénomènes nerveux et tantôt par les digestifs ; « mais bientôt, continue l'auteur espagnol, la matière morbifique est chassée des parties profondes vers les extrémités, et une sorte d'*écorce squameuse* se montre au dehors. » M. Th. Roussel dit expressément : « On ne peut douter aujourd'hui que le moment d'éruption n'ait été précédé d'un temps d'incubation marqué soit par un affaiblissement croissant, soit par des dérangements variés des fonctions digestives.

D'un autre côté, les auteurs italiens qui, avec Frapoli, ont regardé la pellagre comme due à l'insolation, s'appuient sur ce fait qu'elle débute par l'érythème, et ceux qui ont décrit la pellagre des Landes signalent presque tous l'affection cutanée au début.

Quelques-uns font jouer le rôle primordial aux troubles nerveux.

Au milieu de cette confusion d'idées, la plupart préconçues, systématiques, d'autres empruntées à un petit nombre d'observations, que disent les faits ?

Jean Darr..., âgé de vingt-quatre ans, Basque, d'une constitution robuste, appartient à une famille aisée qui ne comptait pas de pellagreux. Son grand-père est mort aliéné; lui-même est entré à l'hospice de Pau, le 11 octobre 1850, pour aliénation mentale « qui paraît résumer tous les caractères de cette *stupidité* que M. Baillarger regarde comme une variété du délire mélancolique, et non comme l'expression d'une dégradation ou d'une suspension des facultés intellectuelles. » Tentative de suicide; puis l'acuité du délire diminue progressivement, et à la fin de février, le mieux est très-appréciable.

Dans les premiers jours d'avril, apparaissent sur la peau dorsale des mains des plaques érythémateuses d'un rouge vif; les parties les plus saillantes de la face, la région antérieure du cou et du sternum, le dos des pieds, sont bientôt envahis par l'érythème. Diarrhée, exacerbation du délire; nouvelle tentative de suicide. Cet aliéné cherche à se précipiter sur les dalles, la tête en avant, en imitant le mouvement du *plongeur*. Vers la fin de juillet, tous ces symptômes décroissent rapidement, et pendant tout l'hiver, le malade vit dans une torpeur dont rien ne peut l'arracher.

Au mois de mars, les mêmes phénomènes morbides reparaissent

avec une nouvelle intensité. Mort le 27 mai 1851. (Cazenave, de Pau, *l'Union médicale,* juillet 1851.)

J'emprunte au livre de MM. Cazenave et Schedel (Maladies de la peau) : « Un meunier, gras et bien coloré, éprouvait à chaque printemps des vertiges, et se voyait souvent obligé, par une force interne supérieure à sa volonté, de courir en avant, jusqu'à ce que, les forces venant à lui manquer, il tombât rudement à terre. Le médecin du district, croyant à une apoplexie menaçante, lui fit tirer du sang ; mais, le même accident venant à se produire au printemps suivant, le malade vint trouver Strambio. Celui-ci s'informa soigneusement si le malade ne s'était jamais aperçu de quelque altération de la peau des mains. Le meunier assura que non ; cependant, deux ans après, il retourna près de Strambio, et lui fit voir ses deux mains, qui étaient devenues le siége de la desquamation pellagreuse. » Cet exemple est suivi d'un autre tout semblable ; et plus loin, des douze malades de Strambio dont les histoires sont rapportées, celles de A. Brenta et de Carlo Pigozzi débutent par des vertiges et des céphalées, un an avant l'éruption.

Je trouve, parmi les observations que j'ai recueillies dans les Landes, celle-ci :

Méril, âgé de cinquante-deux ans, berger à Biscarosse (Landes), a perdu une sœur morte pellagreuse. Depuis une quinzaine d'années, il est tourmenté, tous les printemps, par des douleurs lombaires, des céphalalgies, des vertiges fréquents, et une grande faiblesse musculaire. Une saignée, quelques bains et le repos, ont chaque fois eu raison de ces accidents. Cette année (1851), pour la première fois, l'érythème caractéristique des mains et des pieds a apparu, précédant de quelques jours les phénomènes nerveux.

Dans la 5ᵉ observation du mémoire de M. Ardusset (Documents, p. 134), la maladie débute par une espèce de *fourmillement le long du rachis,* suivi bientôt après de l'érythème.

Je dois à l'obligeance de mon excellent ami M. Jules Daraignez, alors interne à Bordeaux, une dizaine d'observations dont une rentre dans les cas précédents. La voici :

Dubourdieu (Jean), de Balizac (Gironde), soixante-deux ans, terrassier, autrefois gardeur de brebis, éprouvait depuis sept à huit ans, vers le mois de mars, des accidents nerveux qui l'empêchaient de travailler (céphalées, vertiges, bourdonnements d'oreilles, surdité, faiblesse musculaire et diminution notable de la mémoire), lorsque l'érythème se montra à la face dorsale des mains, dans le mois de mars 1850. Les années suivantes, cet érythème a reparu, s'étendant aux pieds et au visage, et accompagné de diarrhée. Les phénomènes nerveux ont empiré; le malade est dans un état de stupidité très-caractéristique.

J'ai fait le dépouillement de 140 observations; j'ai cité les huit cas, les seuls où les phénomènes nerveux ont précédé tous les autres. Je négligerai, si l'on veut, le premier, celui de Jean Dart..., dont les commémoratifs sont insuffisants pour nous convaincre que l'érythème n'était pas passé inaperçu précédemment. Toujours est-il que six ou sept faits authentiques prouvent que le début par les symptômes nerveux existe; ils prouvent en même temps qu'il est très-rare.

M. le Dʳ Saint-Martin, d'Amou (Landes), dans un mémoire adressé en 1851, à la Société de médecine de Bordeaux, cherche à prouver que la pellagre est une *gastro-entéro-rachialgie*, opinion émise déjà depuis nombreuses années par M. L. Marchand. Sur dix-huit observations qui accompagnent ce mémoire, dix fois les voies digestives ont fourni les premiers symptômes; il est vrai que l'érythème ne se faisait guère attendre, et huit fois l'érythème et les dérangements du système digestif ont apparu simultanément.

Cent-vingt-quatre cas pris indistinctement de divers auteurs ont fourni 94 fois le début par la peau, 18 fois (dont 10 de M. Saint-Martin) par le tube digestif, 12 fois par ces deux appareils à la fois.

Pourrions-nous déduire de ces résultats statistiques une subordination des symptômes incontestable? Je ne le pense pas. Ainsi qu'on l'a plusieurs fois et justement répété, il est difficile au médecin d'observer par lui-même le début de cette affection. Les malades ne s'en préoccupent pas ; ils n'ont pas arrêté leur attention sur ce qu'ils prennent pour une légère indisposition, et leur esprit n'est frappé que du mal extérieur, auquel ils rapportent tout le reste. Ces arguments, et d'autres encore, sont applicables à plus d'un cas assurément ; mais toujours en restera-t-il bon nombre qui seront inattaquables. Il est inutile de prendre des exemples parmi les observations déjà publiées ; je me contente d'en transcrire quelques-unes qui me sont propres, et que j'ai mis d'autant plus de soin à recueillir, que j'avais connaissance des idées de M. Saint-Martin.

Marie Labat, de Parentis (Landes), quarante-six ans, cultive la terre ; tempérament nerveux. Son père était pasteur ; il est mort pellagreux (dit-on), il y a trente-trois ans ; sa fille aînée a l'érythème aux mains, et *rien que l'érythème*, qui est caractéristique. Marie Labat voit revenir à chaque printemps, depuis neuf ans, l'effection cutanée pellagreuse aux mains et aux pieds, et ce n'est que l'année dernière (1850) qu'elle éprouva des constrictions de la gorge, de la dysphagie, puis des douleurs d'estomac, de l'inappétence, quelques vomissements, et enfin de la diarrhée alternant avec la constipation. Cette année-là précisément, l'érythème avait fait défaut ; il faut dire que la faiblesse musculaire, qui depuis trois ans progressait, était devenue telle, que la malade, abandonnant les travaux des champs, ne s'était pas exposée aux rayons du soleil. Pendant l'hiver 1850-1851, grande sensibilité au froid, principalement dans le bras gauche, qu'on ne réchauffait que difficilement ; constipation devenue habituelle. Juin 1851 : l'érythème venu en avril est en voie de desquamation ; douleur épigastrique, chaleur et aigreur dans le pharynx, constipation ; les menstrues n'ont pas paru le mois dernier, elles étaient presque insignifiantes depuis plusieurs mois. Céphalalgies, vertiges, fourmillement à la plante des pieds, douleurs lombaires excitées par la succussion des vertèbres, marche vacillante très-difficile, intelligence devenue obtuse.

J'ai écrit cette observation avec quelques détails, parce que je la crois intéressante à plusieurs titres.

Marie Lafond, âgée de cinquante-cinq ans, de Parentis, comme la précédente, cultive la terre. Deux années de suite, elle a eu l'érythème *seul* au dos des mains. Cette année (1851) il a été plus rouge, plus intense, plus persistant ; il s'est étendu aux pieds, accompagné de douleurs brûlantes, de gerçures des lèvres et de la langue ; puis dysphagie et diarrhée, *un mois* après la troisième invasion de l'altération cutanée ; inappétence, anorexie, ptyalisme ; toux sèche et rare ; pas d'hémoptysie, de sueurs nocturnes, de fréquence du pouls ; l'auscultation ne révèle rien de particulier ; œdème commençant aux jambes, faiblesse très-grande, titubations, chutes fréquentes ; céphalalgie. Vus à une certaine distance, les objets paraissent doubles.

Tel est, aussi raccourci que possible, le tableau de cette maladie en juin 1851. Il paraît, au premier abord, difficile d'admettre tant de progrès en si peu de temps, tant de lenteur dans le début. Le fait a été pourtant contrôlé par d'autres personnes que la malade, et par son médecin lui-même.

— Au mois de juin 1851, j'ai examiné Gérard Labarthe, de Sanguinet (Landes), âgé de vingt-quatre ans, berger depuis dix ans, d'un tempérament lymphatico-nerveux. La région dorsale de ses mains est luisante, d'un rose vif, circonscrite par un bord noirâtre et épais ; çà et là, sur cette surface parcheminée, on voit des restes de squames noirâtres non encore détachées. Les pieds, le bord cutané des lèvres, le menton, sont dans un état semblable. Tous mes efforts sont vains pour découvrir des signes de dérangement des voies digestives ou du système nerveux ; il n'en existe pas, il n'y en a jamais existé, affirme le malade, qui est sain d'esprit ; et cependant voilà *neuf ans* que cet érythème reparaît à tous les printemps, et il est incontestable qu'il est caractéristique de la pellagre. Je dois ajouter que pendant six ans les pieds et le pourtour des lèvres furent les seuls points affectés, les mains étant protégées par des gants de laine ; depuis deux ans, il a négligé ce soin, et l'érythème ne les a plus respectées.

— Jean Destruhaut, âgé de cinquante-six ans, était résinier à Biscarrosse. Il y a cinq ans qu'il a pris la profession de berger, et il y a quatre ans que ses mains et ses pieds sont devenus le siége de l'érythème pellagreux. Il n'a jamais éprouvé d'autres dérangements ; aujourd'hui, 20 juin 1851, je constate qu'il n'en a réellement pas d'autres.

Voilà bien des exemples significatifs, et ces deux derniers sont, on peut dire, pris sur le fait.

Les auteurs qui ont affirmé une proposition absolue se sont donc trompés, et il est vrai de dire que la pellagre fait invasion quelquefois par les centre nerveux, fréquemment par le conduit gastro-intestinal, plus souvent encore par l'appareil cutané.

Ordinairement il n'existe pas de *prodromes* dans cette maladie ; il n'est pas possible de saisir une période dont on puisse dire avec M. Brierre de Boismont : « De l'inappétence, du dégoût, de la pesanteur d'estomac, de la sécheresse à la bouche, etc., voilà les signes qui annoncent l'approche du danger. » Non ; le danger a déjà éclaté quand se montre le premier signe, et sa marche, tantôt lente, tantôt précipitée, sera toujours progressive.

Je ne veux pas dire par là que ce moment d'invasion n'ait pas été précédé par un temps d'*incubation*, selon l'expression de M. Th. Roussel ; seulement je n'attache pas à ce mot la même signification. Selon cet observateur distingué, « le temps d'incubation est marqué soit par un affaiblissement croissant, soit par des dérangements variés des fonctions digestives. » Pour moi, le temps d'incubation dans les maladies est essentiellement privé de manifestations ; il n'est saisissable que par sa durée, et il ne l'est pas toujours. Je ne puis l'appliquer qu'à deux états : celui qui précède l'invasion des *maladies contagieuses,* depuis l'instant de la contagion, c'est véritablement là l'incubation morbide ; puis, faute d'une expression plus juste, celui pendant lequel un principe diathésique sommeille en quelque sorte dans l'organisme, jusqu'au moment où, soit spontanément, soit par une cause excitatrice quelconque, il se réveille et se manifeste par des symptômes. On voit du reste entre ces deux ordres de principes morbides une importante différence : le premier a une durée à peu près fixe pour chaque maladie virulente, tandis que la durée du second est très-variable et peut même se prolonger indéfiniment ; c'est ici l'*état latent*, qui me semble très-distinct du *temps d'incubation*, tel qu'on le trouve dans les maladies à virus.

La marche de l'érythème est progressive, et son intensité n'est pas en raison inverse de celle des autres symptômes, ainsi que le pensent quelques auteurs disposés à ne voir, avec Gaspard Casal, dans la desquamation, qu'une *écorce* par où est expulsé le principe morbifique. Il est même remarquable que d'abondantes déjections alvines, des ptyalismes intarissables comme on en voit quelquefois, aient si peu d'action sur les lésions cutanées. Que si, dans les derniers mois ou les dernières années de la maladie, l'érythème disparaît ou diminue, c'est bien plus à l'absence de l'influence solaire qu'il faut l'attribuer qu'à toute autre cause.

Presque tous les auteurs ont partagé la *marche* de la pellagre en trois états, et sous différents noms ils ont compris à peu près la même division. Celle de Frapoli, en *commençante, confirmée, désespérée* ; de Titius, en *légère, grave, très-grave,* sont bien analogues aux trois espèces admises plus tard par Strambio. «J'ai cru, dit Strambio, pouvoir distinguer la pellagre en trois espèces, savoir : l'*intermittente*, la *rémittente*, la *continue*. J'appelle *pellagre intermittente* le premier état de cette affection, lorsque le malade s'aperçoit à peine de quelque incommodité au printemps, et jouit d'une bonne santé le reste de l'année. J'appelle *pellagre rémittente* le second degré de la maladie, lorsque les accidents sont plus graves au printemps, qu'ils diminuent dans les autres saisons, sans cesser tout à fait ; enfin je nomme *continue* celle qui se montre avec la même violence pendant toute l'année ; néanmoins, ajoute Strambio, je ne

donne point cette classification comme fondée sur une marche assez
constante, ni comme déterminant d'une manière assez précise le développement et les degrés de la maladie ; quelquefois en effet celle-
ci attaque brusquement un individu, et avec tant de force qu'elle le
conduit en peu de temps au tombeau. D'autres fois, au contraire,
elle se cache longtemps sous les apparences d'une bonne santé ; il
arrive aussi qu'après avoir maltraité cruellement un malade pendant
longues années, elle fait trêve pendant plusieurs autres et revient
enfin à des symptômes mortels. »

Il serait difficile de donner en si peu de mots une meilleure idée de
la marche de cette maladie.

En énumérant les symptômes des voies digestives, j'ai indiqué le
degré d'importance de chacun, je n'y reviendrai pas ; mais j'ai à peine
signalé la paralysie et la folie pellagreuses, j'y reviens.

Dans une très-intéressante note lue à l'Académie des sciences le
14 décembre 1847, M. Baillarger cherche à établir un rapport très-
intime entre la paralysie générale progressive des aliénés et celle des
pellagreux.

« Pour Louis Aldalli, ce n'est ni l'érythème cutané ni le délire
qui caractérisent la pellagre ; c'est la paralysie et le scorbut. Si on
cherche à résumer en peu de mots les caractères de cette paralysie,
on trouve qu'elle atteint en même temps tous les membres, que sa
marche est lente et progressive, enfin qu'elle s'accompagne de désordres de l'intelligence, qui se terminent par la démence.

« En présence de cette double abolition de l'intelligence et du mouvement, continue M. Baillarger, il est impossible de ne pas se rap-
peler qu'il y a, dans nos asiles d'aliénés, une maladie malheureusement trop fréquente, et dont le principal caractère est aussi l'abolition
de l'intelligence et des mouvements. »

Cette paralysie progressive avec démence existe réellement chez
les pellagreux ; mais trois choses empêchaient M. Baillarger de conclure à l'identité : 1° le bégaiement, 2° le délire ambitieux, 3° le
siége des lésions dans le centre nerveux. Les faits consignés en

France dans les divers écrits ne levaient pas la difficulté; le célèbre aliéniste est allé en Lombardie, il a recueilli douze observations, et il en publie cinq ou six qui sont favorables à ce rapprochement. D'un autre côté, dans les faits observés en France, on a noté rarement le bégaiement, jamais peut-être le délire ambitieux, et quand on a pu faire des nécropsies, la moelle épinière a toujours été trouvée plus ou moins lésée, tandis que le cerveau seul est le siége anatomique de la paralysie générale des aliénés.

M. Brierre de Boismont énumère ainsi les objections : « Le suicide, si commun parmi les aliénés pellagreux, est une disposition exceptionnelle parmi les autres aliénés paralytiques. L'aliénation des suicides pellagreux est une variété de la monomanie triste, tandis que la démence est le cachet des aliénés paralytiques. La pellagre s'observe chez les jeunes enfants, tandis que la paralysie des aliénés ne se montre que dans l'âge adulte. L'hérédité est directe chez un grand nombre de pellagreux, elle est indirecte dans la paralysie générale. *Le délire ambitieux a manqué dans mes quatorze observations.* Enfin les désordres musculaires, presque toujours accompagnés d'une douleur sourde, d'un sentiment de constriction, de tiraillement en arrière de la colonne vertébrale, d'une faiblesse dans les extrémités inférieures, disparaissent rapidement par le traitement, lorsque l'affection n'est pas arrivée à la dernière période, ce qui établit une différence tranchée avec la paralysie générale des aliénés. » (*L'Union médicale*, juillet 1851.)

Telle n'est pas, avons-nous dit, l'opinion de M. Baillarger. Il faudrait transcrire presque textuellement le mémoire de ce médecin distingué, tant il est substantiel; nous lui emprunterons encore quelques passages afférant plus particulièrement à la question qui s'agite.

« Il y a, quant aux rapports de la pellagre et de la folie, un fait qu'on me pardonnera de citer ici.

« Dans la séance du 2 avril 1844, j'ai eu l'honneur de lire à l'Académie un mémoire sur l'hérédité de la folie. J'avais pour but de prouver que cette maladie se transmet plus souvent par la mère que par le père, plus souvent de la mère aux filles et du père aux garçons.

« Or, au commencement du même mois d'avril, M. Calderini, qui ne pouvait encore avoir connaissance de mon mémoire, publiait sur l'hérédité de la pellagre des recherches statistiques qui l'avaient exactement conduit aux mêmes conclusions.

« .... Le suicide appartient presque exclusivement à la folie pellagreuse, et son extrême fréquence me paraît dès lors pouvoir être expliquée de la manière suivante :

« Les idées de suicide ne s'observent nulle part aussi souvent que dans le genre de folie décrit par Esquirol, sous le nom de *démence aiguë*, et par Georget, sous celui de *stupidité;* elles existent au moins chez un tiers des malades.

« .... Dans nos asiles d'aliénés, on ne trouve guère que trois cas de démence aiguë sur cent malades. Dans la folie pellagreuse, au contraire, et, d'après les recherches de M. Pelt, médecin des aliénés de Venise, la proportion est de 30 pour 100. N'est-il pas évident qu'il y a ici une des causes principales des cas si nombreux de suicide signalés dans la pellagre?

« Les pellagreux, dit Strambio, se tuent sans donner aucun signe de fureur et sans menacer personne ; or c'est précisément ainsi que le suicide a lieu dans la démence aiguë. Ces malades inertes, immobiles, silencieux, et en apparence stupides, cherchent à se tuer, sans donner le moindre signe d'exaltation ; on dirait un acte purement automatique.

« .... Je reviens à la paralysie pellagreuse.

« Les paroles du malade, dit Senavra, auteur d'une excellente observation de paralysie pellagreuse, étaient tronquées et comme *solfiées.* Rien n'est plus exact ; la prononciation des paralytiques arrivés à un certain degré est en effet une sorte de solfége. »

Puis M. Baillarger établit une différence très-importante entre les formes de la faiblesse musculaire. Tantôt c'est une titubation choréique, *convulsive*, elle peut guérir; tantôt une paralysie franche et progressive, celle-ci est incurable. Les résultats nécroscopiques, selon le même auteur, confirment l'identité des deux paralysies progressives.

L'opinion de M. le professeur Requin ne diffère en rien de celle qui précède ; il regarde la paralysie des pellagreux comme une véritable paralysie générale progressive, et ici la chose est incontestable, puisque M. Requin a éliminé de l'histoire de la *paralysie générale progressive* l'élément *démence*, que la nature n'y fait réellement pas toujours entrer.

Les faits me font défaut pour oser entrer dans une question aussi ardue, mais je devais la signaler dans un essai sur la pellagre.

Je dois dire cependant qu'il résulte, du relevé que j'ai fait parmi 130 observations, 17 démences bien indiquées, et sur le nombre 4 suicides, un par pendaison, trois par submersion. L'un des malades qui se sont noyés disait souvent qu'il sentait des flammes traverser son corps, et qu'il ne supporterait pas la vie ; les autres étaient dans la démence aiguë (*stupidité*, d'après Georget).

Il résulte des mêmes recherches, et je n'ai pas pu tenir compte des faits nombreux où les observateurs n'ont pas été bien explicites, que l'*idiotie* est plus fréquente que la démence ; j'en ai compté 28 cas. J'ajoute que l'hébétude est presque générale parmi les pellagreux, et que souvent, après quelques jours de délire aigu, ils tombent dans un collapsus qui se prolonge indéfiniment.

Complications. — Il y a peu de maladies, que je sache, qui compliquent particulièrement la pellagre. Je citerai cependant, comme se montrant quelquefois, la méningite, la dysenterie, les fièvres intermittentes dans les pays marémateux, et enfin la phthisie, sur laquelle on a peu insisté, et que les observateurs ont peut-être trop négligée au milieu de tant d'autres désordres. Cependant Strambio dit expressément que les tubercules pulmonaires sont très-fréquents; quelques autres ont dit comme lui, et M. le D' Gazailhan, médecin

fort distingué des Landes, a remarqué que la phthisie marche souvent avec la pellagre, dans un pays où la maladie tuberculeuse
n'est elle-même pas très-commune. Ce fait mérite de fixer
l'attention.

ANATOMIE PATHOLOGIQUE.

Aucune lésion anatomique appréciable à nos moyens d'investiga-
tion n'appartient peut-être en propre à la pellagre; aucune du
moins ne peut, dans l'état actuel de la science, caractériser cette maladie. Quelquefois les auteurs n'ont pas observé d'altérations, le
plus souvent néanmoins ils en ont noté quelques-unes.

Appareil digestif. — L'estomac et l'intestin ont été le plus ordinairement trouvés phlogosés : des plaques rouges ou ardoisées, des
arborisations, quelquefois des ulcérations; le foie volumineux, in-
duré ou ramolli, telles sont les lésions qu'on a le plus souvent relatées. Strambio a trouvé toutes ces altérations, et en outre la péri-
tonite assez fréquemment. Des trois observations que Gemello Villa,
de Laude, adressa à P. Frank, l'une n'offrit absolument rien d'a-
normal dans les voies digestives, une autre n'en fait pas mention;
mais, pour la troisième, «l'examen de la cavité abdominale fit voir
les intestins grêles et gros affectés, dans plusieurs points, de ce
genre d'inflammation que l'on rencontre souvent chez les phthi-
siques, et qui a reçu le nom d'*inflammation chronique*. Entre les
portions enflammées, s'observaient des plaques gangréneuses. »
M. Brierre de Boismont a pratiqué en 1829 cinq autopsies dans
l'hôpital de Milan; voici comment il s'exprime :
«La muqueuse de l'estomac est souvent rouge, parcourue par
des vaisseaux bleuâtres ou brunâtres, molle, friable... La muqueuse de l'intestin grêle et celle du gros intestin sont ordinairement colorées en rouge d'une teinte plus ou moins foncée, quelquefois brune; on y trouve encore l'hypertrophie et le ramollissement.

Les *ulcérations sont communes;* elles peuvent être irrégulières, arrondies, nombreuses, environnées d'un tissu enflammé ou tout à fait blanc. Le tissu cellulaire sous-jacent et la tunique musculaire ont été trouvés hypertrophiés. Dans les cinq ouvertures que nous avons faites, les intestins contenaient des vers lombrics. M. Carswell, de Glascow, a rencontré, sur deux individus qui avaient présenté des symptômes évidents d'irritation chronique des voies digestives, une large perforation provenant du ramollissement des viscères, et sur les autres points la muqueuse présentait des traces non équivoques d'inflammation chronique. »

Les lésions signalées par M. Brierre de Boismont se sont souvent rencontrées sous le scalpel de tous les observateurs, néanmoins elles ne sont pas constantes. Je n'ai eu, pour ma part, qu'une seule fois l'occasion de faire l'examen cadavérique d'un pellagreux, et je n'ai trouvé dans le tube digestif aucune trace d'inflammation, mais au contraire des parois pâles, amincies, transparentes, très-distendues par des gaz, contenant à peine quelques cuillerées de liquide excrémentitiel. Je donne un peu plus bas cette observation.

Dans un cas de *pellagre sporadique* qui a été le sujet d'une lecture faite par M. Landouzy, professeur de clinique médicale à Reims, devant l'Académie de médecine (avril 1852), «on constata, à l'autopsie, dit cet habile médecin, un engorgement sanguin des sinus cérébraux, un ramollissement marqué de la moelle épinière au niveau de la région lombaire, de la pneumonie hypostatique, deux ulcérations de 3 millimètres au grand cul-de-sac de l'estomac, une rougeur très-foncée de la muqueuse digestive, depuis l'estomac jusqu'à l'iléon, une éruption miliaire dans l'espace des 60 premiers centimètres de l'intestin grêle, et quelques plaques gaufrées. »

Enfin, pour compléter cet article, je ne puis m'empêcher de trancrire le passage suivant, pris dans la *Gazette des hôpitaux* du 8 avril 1852 :

« Les ulcérations des éléments folliculaires de l'intestin grêle, sous le rapport de leur pathogénie, sont aujourd'hui bien connues ; elles se rapportent presque toutes uniquement aux tubercules ou à la fièvre typhoïde. M. Barth vous en a présenté cette année un nouveau genre, qui ne se rapporte pas aux deux causes pathogéniques que je viens d'indiquer, et que notre confrère a cru pouvoir attribuer à la pellagre... Sur un malade placé dans son service, à l'hôpital Saint-Antoine, ancien militaire, une affection de la peau avait apparu plusieurs fois sur les mains, offrant la ténacité et les caractères de la pellagre ; dans les derniers temps, à cette éruption brunâtre, rugueuse et écailleuse de la face dorsale des mains, étaient venus se joindre une diarrhée opiniâtre et l'amaigrissement. En présence de ces accidents, à quoi fallait-il attribuer la maladie? Une entérite chronique chez un homme de trente ans, bien constitué, n'offrant aucun signe général ou local de diathèse tuberculeuse, ne pouvait être admise. M. Barth pensa alors à la pellagre. Le malade succomba, et l'on trouva alors les ulcérations que nous avons tous examinées. Dans les deux tiers inférieurs de l'intestin grêle, excepté dans les 18 derniers pouces, où elles manquaient complétement, existaient 23 ulcérations, arrondies pour la plupart, les plus grandes du diamètre d'une pièce de 5 francs; à leur niveau, la muqueuse était détruite, et l'on ne voyait qu'un fond jaunâtre, régulier, assez lisse, tissu dans lequel le microscope ne découvrait que des éléments fibroplastiques. Nulle part les glandes de Peyer n'offraient l'aspect de celles de la fièvre typhoïde; enfin les ganglions mésentériques étaient sains. Devons-nous voir là une nouvelle forme d'ulcérations intestinales? » (Leudet, compte rendu de la Société anatomique.)

Appareil respiratoire. — On y a rencontré diverses lésions : les unes tout à fait cadavériques (engorgements hypostatiques), les autres véritables complications, telles que tubercules, pneumonies, inflammation chronique des bronches; je ne sache pas qu'on ait trouvé la gangrène du tissu pulmonaire. Enfin G. Strambio a noté, et ce fait a été signalé par quelques autres auteurs, des ulcérations à surface très-petite, mais nombreuses, sur la muqueuse du larynx, de la trachée et des bronches.

Appareil nerveux. — «... Les membranes du cerveau, surtout l'arachnoïde et la dure-mère, sont injectées, infiltrées, adhérentes, épaissies, opalines; la consistance du cerveau est quelquefois augmentée; la substance grise plus colorée, plus pleine de sang; la substance blanche est sablée, pointillée. Les membranes de la moelle sont rouges, les vaisseaux gorgés de sang; la substance grise est presque toujours dure au toucher, la blanche au contraire est molle, réduite en bouillie ou en crème, dans une étendue plus ou moins considérable, infiltrée de pus; sa coloration est jaunâtre, d'un gris sale. » (Brierre de Boismont.)

Telles sont en effet les altérations consignées généralement dans les diverses observations nécroscopiques des auteurs français et italiens. Quant à ceux qui ont décrit le mal de la rosa, c'est-à-dire don G. Casal et Thiéry, ils n'en relatent aucune, et M. Alfaro ne reconnaît pas à celles qui ont été recueillies depuis le caractère de précision nécessaire à la science actuelle.

Gemello Villa, de Laude, écrit, dans sa première observation : « Les corps olivaires, les pyramides, la moelle allongée qui en naît, et la moelle épinière elle-même, avaient acquis une telle fermeté qu'elles avaient une structure presque tendineuse; tous les nerfs provenant de la base du cerveau étaient durs, d'un diamètre moindre que celui qu'ils doivent avoir, et presque semblables à des cordes tendineuses. »

L'observation qui va suivre n'ajoute rien à ce qui précède; mais, comme c'est la seule où j'ai pu étudier un cadavre de pellagreux par moi-même et sous l'œil du professeur Gintrac, qu'elle est d'ailleurs curieuse par la coexistence d'une polyurie et par la marche aiguë de la maladie, je crois devoir la consigner ici en substance.

Clément, né à Mezos, habite Lit (Landes) depuis quelques années.

Il est scieur de long; il a dix-huit ans, mais on ne lui en donnerait pas plus de treize ou quatorze, tant il est d'une frêle constitution; il a eu plusieurs fois des fièvres intermittentes. Son père et sa mère sont morts depuis longtemps, il ignore de quelle maladie. Il y a deux ans, au mois d'avail, ce garçon eut pour la première fois l'érythème pellagreux aux pieds et aux mains, peu après de la diarrhée, et en même temps les forces musculaires commencèrent à décroître manifestement. L'année suivante, même série de symptômes, mais plus intenses; douleurs lombaires. Les deux hivers ont été des époques de rémission complète, l'amaigrissement seul a continué de progresser.

Cette année (1850), dès les premiers jours du printemps, la maladie a reparu; la diarrhée n'a presque jamais discontinué depuis; la faiblesse musculaire a fait des progrès rapides, et les douleurs lombaires sont très-aiguës; en même temps, anorexie, mais une soif excessive avec sécheresse de la bouche et grande abondance d'urines.

Pendant le mois de juillet, il y a eu quelques accès de fièvre quotidienne, contre laquelle on lui a administré du sulfate de quinine et quatre saignées. Après chaque saignée, il s'est, dit-il, trouvé plus malade; cependant la fièvre a disparu.

Le 1er août, jour de son entrée à l'hôpital de Bordeaux, on observe au dos des mains, des pieds, et sur les ailes du nez, la desquamation pellagreuse; la langue non fendillée, ayant sa couleur normale, mais sèche; le malade l'applique fréquemment et comme convulsivement contre la voûte palatine en crispant sa face; il demande sans cesse à boire, et ne passe pas cinq minutes sans avaler quelques gorgées de tisane. Diarrhée jaune et abondante; toux quinteuse et expectoration d'une matière épaisse, jaune verdâtre, peu abondante. — *Percussion.* Résonnance exagérée, tympanitique, des parois de la poitrine et surtout de l'abdomen, parois qui sont maigres, arides, tendues, parcourues par des veines petites, bleuâtres, très-bien dessinées sur une peau blanche ou plutôt jaune-paille; douleur lombaire à la moindre pression. — *Auscultation*. Râles muqueux des deux côtés de la poitrine et dans toute son étendue; céphalalgie par intervalles; faiblesse de la vue et de l'ouïe, embarras de la parole, intelligence très-obtuse, impossibilité de marcher. Pouls petit, sans fréquence; peau très-sèche, mais sans chaleur; urines fréquentes, limpides et très-abondantes.

Ce malade est couché dans une des salles du professeur Gintrac, qui fait analyser les urines; on n'y trouve pas de matière sucrée.

Traitement. Décoction blanche de Sydenham; bols opiacés; bouillons.

Le 6 août, la fièvre se déclare, elle ne cesse plus; délire. Le malade meurt le 30 août.

Autopsie. — Tout le tube digestif, presqu'entièrement vide de matières liquides ou solides, est décoloré et distendu par des gaz inodores. La muqueuse est, dans toute son étendue, devenue très-mince et transparente; cependant il y a quelques rares pustules à la fin de l'intestin grêle. Épanchement séreux dans les méninges cérébrales et rachidiennes; la substance cérébrale est sensiblement ramollie, et la moelle épinière l'est plus encore et dans toute son étendue. Le parenchyme pulmonaire est rosé, crépitant; quelques mucosités spumeuses tapissent les parois des bronches, mais elles sont plutôt pâles que colorées; cœur très-petit, exsangue, avec caillots fibrineux; rate petite, dure; foie normal; les reins sont petits, durs, mais sans autre trace d'altération.

Nous avons vu quelles lésions anatomiques on rencontre fréquemment dans la pellagre. Je répète qu'aucune n'est constante, et que souvent, au dire des auteurs, les investigations les plus attentives sont impuissantes à constater des altérations sur des cadavres de pellagreux; je terminerai néanmoins par la remarque suivante du professeur Requin : « Ce qu'il y a de plus important à signaler à cet égard (nécropsie), ce sont les altérations de l'encéphalite superficielle généralisée, lesquelles altérations ont été bien et dûment constatées par d'habiles observateurs, M. Brierre de Boismont entre autres. »

DE LA NATURE ET DES CAUSES DE LA PELLAGRE.

Quelle place assigner, dans un cadre nosographique, à cette curieuse maladie ? Problème diversement résolu par les auteurs, et qui justifiera sans doute les détails dans lesquels je vais entrer. Consultons les maîtres, en effet. L'un nous dira : la pellagre est une lèpre; une ichthyose, répondra une voix éloquente. Ce sera pour d'autres une maladie cérébrale, un scorbut, une gastro-entérite, et M. le professeur Requin la rangera spirituellement à côté de la plique, du radesyge et du béribéri, sous la rubrique d'*endémies singulières*. On ne peut s'empêcher de reconnaitre que ce titre peint fidèlement l'état de la science en matière de pellagre.

Au milieu de ce chaos cependant, il est possible de saisir quelques traits de lumière, sinon pour trancher la question, pour la débarrasser du moins de quelques entraves.

Ainsi la pellagre est-elle une lèpre?

Assurément elle n'est ni la lèpre du Lévitique, ni celle des dermatologistes modernes, rangés sous la bannière de Willan. Comment confondre, en effet, la pellagre avec cette lèpre squameuse il est vrai, mais caractérisée par de petites élevures ou papules rouges qui se recouvrent bientôt de squames blanches, sèches, disposées en cercle autour d'une surface déprimée, squames qui tombent et se reproduisent indéfiniment, qui affectent également toutes les parties du corps avec plus de prédilection, peut-être les coudes et les genoux, qui apparaissent sans choix de saison, d'âge, de sexe, et sans être accompagnées d'un cortége obligé de symptômes digestifs et nerveux.

« La lèpre peut rester stationnaire un temps infini, sans déterminer aucun accident, sans que les fonctions intérieures soient sensiblement altérées; seulement, à la longue, il s'établit *aux articulations une tension qui occasionne souvent beaucoup de gêne dans les mouvements* » (Cazenave et Schedel).

Au reste, disent les mêmes auteurs, que la lèpre disparaisse sous l'influence d'une cause inconnue ou sous celle des moyens thérapeutiques, elle marche à la guérison d'une manière lente et constamment la même.

Certes ces traits distinctifs ne sont pas les seuls qu'on puisse invoquer dans cette discussion ; mais je n'en veux pas d'autres, tant il me paraît impossible de confondre ces deux maladies. Aussi n'est-ce pas sans doute dans cette acception restreinte du mot lèpre qu'on tenterait de faire entrer la pellagre ; c'est, je suppose, dans cette autre acception plus large, plus commode, mais trop vague, en usage dans les écrits des derniers siècles.

Pour ne pas encombrer fastidieusement ce sujet, qui comporterait tant de détails curieux, je ne soulèverai pas le voile de l'histoire ; je m'arrête aux travaux d'Alibert, convaincu d'ailleurs que ce sont ses tableaux qu'ont eu en vue les auteurs plus récents qui ont voulu faire de la pellagre une lèpre. Or on lit dans le *Précis théorique et pratique des maladies de la peau*, de ce célèbre dermatologiste :

«... Pendant que la peau se flétrit et se décolore, pendant que le tissu cellulaire s'altère et se tuméfie à un point extrême, pendant que le corps entier se détériore jusqu'à devenir méconnaissable, les fonctions intérieures se maintiennent souvent dans l'*intégrité la plus complète*. »

Ce trait, à lui seul, imprime une ligne profonde de démarcation entre la lèpre et la pellagre.

«D'abord on frémit d'effroi quand on songe à la dégénération affreuse contractée par l'enveloppe cutanée, qui devient épaisse, écailleuse et rude, comme celle des quadrupèdes, qui prend la consistance dure et raboteuse de l'écorce des arbres. Le mal s'accroît ; le tissu muqueux, les membranes, les glandes, les muscles, les cartilages, les os, rien n'est épargné par ce virus extraordinaire. Tout le corps se convertit en ulcères rongeants et se couvre de tumeurs carcinomateuses, les membres se détachent et tombent en lambeaux dégoûtants. » (Alibert.)

Voilà une hideuse affection qui s'empare d'un homme comme ferait un parasite rongeant, l'enveloppe, le dévore, le corrompt à l'extérieur, tandis que les fonctions intérieures se ressentent à peine de ce désordre. « Il semble, dit M. de Pons, dans son voyage à la Terre-Ferme, il semble que ce mal en veuille moins à l'existence de l'homme qu'à ses formes, et qu'il fasse plus consister son triomphe à dégrader qu'à détruire. »

Je ne multiplierai pas les citations de ce genre; il serait facile de les entasser pour peindre une maladie, une lèpre qui n'aurait rien de commun avec la pellagre, comme aussi il ne serait pas difficile d'en trouver pour façonner une autre lèpre plus voisine de la maladie lombarde, en puisant toujours aux mêmes sources. Par exemple, Alibert nous dira encore : « Les malades ne se meuvent qu'avec peine et comme des masses; il est des lépreux qui deviennent si monstrueux, qu'ils passent leur vie dans une froide immobilité. A cette inertie de tout le corps, se joint une inertie complète des facultés intellectuelles...; l'urine est épaisse; les excréments sont noirs, secs, comme brûlés...; la constipation est opiniâtre. »

Je m'arrête; car je n'ai voulu prouver qu'une chose, généralement reconnue du reste, la confusion extrême qui a régné sur ce sujet jusqu'à ces derniers temps, et la possibilité d'exhumer de ce chaos telle maladie de la peau qu'il plaira, pourvu qu'elle offre des caractères alarmants. Alibert avait grandement raison d'appeler tout cela *les lèpres;* car ce n'est plus une maladie, mais un protée morbide qu'il décrit sous tous ces traits contradictoires, et ce n'est que dans les espèces et les variétés du genre lèpre qu'on doit chercher des maladies distinctes; c'est là seulement qu'il est facile de constater que la pellagre n'est ni la lèpre blanche (*alphos* ou *leuce*) ni la tyrienne, mais la variété noire, scorbutique, squameuse ou crustacée..., et à quoi se réduit-elle dans les tableaux du célèbre professeur? Au *mal de la rosa*, pellagre des Asturies, qui n'a de commun avec la lèpre qu'une apparence de forme, dans sa manifestation la moins importante. Toutes les autres, en effet, se réduisent à des affections diverses, essentiellement cutanées, secondairement compliquées de troubles divers et nullement caractéristiques ; lorsque la pellagre présente comme caractère fondamental, essentiel, la trilogie d'affections cutanées spéciales, de lésions du système digestif et du système nerveux.

La confusion est à tel point flagrante dans le groupement des lèpres par Alibert, que la pellagre se trouve scindée elle-même, classée parmi les lèpres squameuses sous le nom de *lèpre noire, rouge,* ou *scorbutique,* parmi les lèpres crustacées, sous celui de lèpre scorbutique ; c'est la même, le mal des Asturies ; et dans la classe des ichthyoses, sous son nom de *pellagre.* Il n'a pas été difficile de démontrer que ces trois maladies n'en font qu'une seule, et à M. T. Roussel surtout appartient l'honneur de l'avoir mis en évidence.

Et qu'on ne pense pas que j'ai choisi l'ouvrage d'Alibert comme un terrain commode où j'aurais puisé mes preuves. Si je l'ai préféré à tant d'autres, c'est, je l'ai déjà dit, que je le crois culminant dans la science, c'est qu'il est déjà un progrès dans cette science dermatologique, neuve alors, tant cultivée, tant élucidée depuis. Que serait-ce donc, si j'interrogeais ceux pour qui le mal rouge de Cayenne, le radesyge du Nord, le pian, la plique, et la gale même, ne sont que des lèpres.

Il est plus simple de déclarer que jusqu'à notre époque les maladies cutanées un peu tenaces, étendues, fréquentes, endémiques surtout, portaient tòutes le nom générique de *lèpres,* comme plus tard beaucoup d'autres furent confondues sous celui de *dartre ;* en un mot, que cette dénomination, pour trop embrasser, ne détermine rien.

Titius, Paul della Bona, Plenk, Heusler, Sprengel, les deux Frank, et bon nombre d'Italiens encore, ont regardé la pellagre comme une lèpre. Pour la plupart, cette idée se réduisait à une question de théorie, de classification : je crois avoir démontré que rien n'est moins exact; mais, reprise plus récemment par le Dr A. Lalesque, dans un mémoire fort intéressant adressé au conseil de salubrité de la Gironde, en 1847, elle est apparue sous un jour nouveau. En effet, dans la pensée de cet habile médecin, la pellagre n'est pas une sorte, un genre, ou même une espèce de lèpre, mais la lèpre, la *lèpre modifiée*. Il est facile de voir la portée de cette formule pour la sécurité de l'avenir et pour les tentatives de traitement. Elle est consolante à un double titre, et par la loi de décroissance qui lui serait dès lors applicable, et parce que la guérison, souvent possible à l'époque où elle avait acquis sa plus haute puissance, devrait être *a fortiori* très-fréquente aujourd'hui.

M. Rochoux a réfuté cette hypothèse devant l'Académie de médecine (1845). J'aurais donc pu supprimer entièrement cette partie de mon travail, si l'estime que j'ai pour les idées de notre honorable confrère, M. A. Lalesque, ne me faisait un devoir de résumer en quelques mots les motifs qui m'empêchent d'accepter son opinion.

J'ai déjà dit: 1° que la lèpre des derniers siècles n'est pas une, que cette dénomination s'appliquait à toute maladie de la peau indifféremment. 2° Que depuis les travaux d'Alibert, et plus encore après ceux des auteurs contemporains, la lèpre est distinguée éminemment de la pellagre par l'absence des symptômes gastro-intestinaux et nerveux, et par sa tendance naturelle à la guérison. En sorte qu'au lieu de penser, avec M. A. Lalesque, que la lèpre est *sœur aînée de la pellagre, mais d'une constitution plus robuste*, j'admettrais volontiers qu'il y a chez la plus jeune sœur infiniment plus de malignité sous des dehors moins hideux. 3° Il est avéré que la pellagre, au lieu de disparaître, tend à envahir; ce fait résulte des rapports des médecins italiens aussi bien que de ceux des médecins français.

Je ne m'arrêterai pas à quelques opinions éparses dans les nombreux travaux produits en Italie, telles que celles d'acrimonie froide ou chaude, ou aigre, de scorbut, ni à celle de Calderini, que la pellagre pourrait bien être une syphilis dégénérée; on objectera toujours à son hypothèse, entre mille raisons, qu'on ne voit pas bien pourquoi les malheureux habitants des campagnes seraient frappés, à l'exclusion de ceux des villes !

Du reste, la connaissance de la nature de la pellagre me paraît devoir ressortir naturellement de la nature de sa cause ; voilà pourquoi je n'ai pas séparé ces deux sujets d'études. Tout ce qu'on peut dire, dans l'état actuel de la science, c'est que la pellagre est une *diathèse particulière*.

Voyons donc les principales opinions émises sur la nature de la cause.

Misère. — La pellagre est un des tristes priviléges de la classe pauvre ; c'est la première vérité qui se dégage de l'étude de cette maladie. Ce fait, grossièrement évident, ne pouvait manquer d'être pris en grande considération, ou mieux pour guide, dans les recherches étiologiques. On a été plus loin encore, et, pour quelques-uns, il constitue à lui tout seul la cause de la pellagre, dont la nature, la source et les indications, se résument dans ce mot : *mal de misère*. Sans doute ; mais tant d'autres maux sont enfants de la misère, qu'on ne peut vraiment plus se contenter de cette qualification qui n'explique rien, et d'ailleurs, partout où règne la misère, on ne trouve pas la pellagre. Dans les grandes villes manufacturières, des milliers d'ouvriers mal vêtus, mal logés, mal nourris, placés dans les plus mauvaises conditions hygiéniques ; ailleurs des mineurs, ou même des populations, soit nomades ou agricoles, dont l'existence est des plus précaires, tous pauvres, misérables, sujets à des maladies communes, ne sont pas affectés de pellagre. Chacun pourrait en citer des exemples ; je n'en veux qu'un, sans parler de la Sologne et des vallées crétineuses, c'est la Corse.

«La Corse est peuplée de troupeaux et de bergers ; les troupeaux sont de deux sortes, des moutons et des chèvres. Les bergers de ce pays sont très-malpropres, indécrottables ; mais il y a cette différence entre la Corse et les Landes, qu'en Corse les troupeaux passent huit mois dans les plaines, et quatre mois, l'été, sur des montagnes élevées. Les bergers, comme la plupart des habitants de la Corse, se nourrissent presque exclusivement de farine de châtaignes en pain et en *polenta*. Inutile de dire que leur misère est plus grande que partout ailleurs. »

Ainsi s'exprime M. le Dr Abeille dans la lettre dont j'ai déjà parlé, et l'habile médecin militaire ajoute qu'après les plus scrupuleuses recherches, il reste convaincu que la pellagre est parfaitement étrangère à cette malheureuse population.

Je ne pense pas que le peuple agricole de la Lombardie, des Asturies ou des Landes, soit dans des conditions d'existence plus mauvaises que celles des Corses; je relaterai du reste, un peu plus loin, quelques faits de pellagre qui échappent à cette loi générale, en sorte qu'on peut dire qu'il n'y a pas toujours pellagre où règne la misère, ni toujours misère où l'on trouve la pellage; et comme conclusion :

Que la misère joue probablement, à l'égard de la pellagre, le rôle de cause prédisposante, mais non nécessaire ni suffisante.

L'hypothèse que nous venons d'examiner était en effet trop vague, son champ trop mal déterminé, pour contenter la plupart des esprits; aussi chercha-t-on à la faire rentrer dans des bornes plus étroites, et de là les deux principales théories qui aujourd'hui se trouvent en présence : celle que M. le professeur Bouchardat a patronée, puis celle de Balardini, développée avec un grand talent par M. T. Roussel; la première sur l'alimentation insuffisante, la seconde sur une altération du maïs.

Alimentation insuffisante. — « L'inanitiation est une cause de mort qui marche de front et en silence avec toute maladie dans laquelle l'alimentation n'est pas à l'état normal » (Chossat). Or elle est aussi bien le résultat de l'alimentation insuffisante que de l'abstinence la plus rigoureuse, avec cette différence seulement que sa marche est soumise au degré de privations que supporte l'organisme : chronique dans le premier cas, aiguë dans le second. Ce fait avait été très-bien établi par M. Hebray, avant même les travaux de MM. Chossat, Regnault et Reiset.

Je puise la plus grande partie de ce que je vais dire ici dans la thèse de concours de M. le professeur Bouchardat.

Que l'inanitiation soit chronique ou aiguë, on observe également, mais avec des intensités différentes, les phénomènes suivants :

« Vomissements, diarrhée, affaiblissement progressif du cerveau, atonie musculaire portée jusqu'à l'impuissance de contraction. L'estomac cesse de fonctionner convenablement, il oublie, ou plutôt ne trouve plus à exercer ses fonctions assimilatrices ; l'aliment n'est plus qu'un corps étranger dont la présence détermine une irritation gastrique dévoilée par le trouble dynamique général, et si, par erreur de diagnostic, on prolonge la diète et l'on applique des sangsues, on verra tous ces phénomènes augmenter ; c'est souvent en pareil cas que chaque piqûre devient un ulcère rebelle ou qu'on a une peine infinie à arrêter le sang qui s'en écoule. Enfin surviennent des convulsions, une névrosthénie complète, le marasme squelettique, et la mort suit de près. » (Hebray.)

Et ailleurs : « Le système musculaire s'atrophie et devient totalement inhabile à l'exécution des fonctions locomotrices, dès que l'alimentation est rare. »

M. le professeur Bérard fait remarquer, dans son *Cours de physiologie*, que l'alimentation insuffisante doit aggraver ou provoquer les affections nerveuses, car le système nerveux est le seul qui ne subisse pas une perte de poids sous cette influence morbide. En effet, la prédominance de l'élément nerveux, soit exalté, soit perverti, accompagne les états caractérisés par une perte de sang ou une diminution de ses éléments réparateurs., hémorrhagies, anémie, chlorose.

L'abaissement de la température du corps est un fait constant dans l'inanitiation, à ce point que M. Chossat tend à penser que la mort arrive par refroidissement. M. Bérard fait observer effectivement que, dans les expériences de M. Chossat, la mort a lieu lorsque la température est descendue à 20°, c'est-à-dire au degré où périssent les animaux à sang chaud, dans les mélanges frigorifiques. Il est encore vrai qu'en réchauffant artificiellement les corps ainsi près de succomber, on retarde un peu le terme fatal.

« L'alimentation insuffisante a généralement pour effet de diminuer les sécrétions ; *la salive est rare*, la sécrétion du suc gastrique est peut-être complétement arrêtée » (Bouchardat).

On voit, par ce qui précède, que l'alimentation insuffisante provoque dans l'économie un assez grand nombre des désordres qu'on retrouve dans la pellagre ; mais elle ne les provoque pas tous, et la plupart même ont besoin, avant d'être acceptés, d'un plus mûr examen.

M. P. Crébessac, qui, dans sa thèse (1852), a adopté l'étiologie dont il est ici question, avoue que l'intermittence des altérations cutanées l'embarrasse un peu. Cette objection pourtant ne serait rien, s'il n'y en avait de plus importantes. Mais 1° il est commun de n'observer pendant le cours d'une pellagre ni convulsions, ni délire, ni aucun signe de névrosthénie, mais au contraire une paralysie progressive, sans ataxie, plus facile à concevoir par une diminution du volume de la substance nerveuse ou du moins de ses fonctions que par cette prédominance du même système qu'on observe dans l'inanitiation. On peut répondre, il est vrai, que la durée de la maladie, sa forme essentiellement chronique, liée elle-même au mode d'insuffisance, peut faire qu'il n'y ait pas pour le système nerveux une période d'excitation, que ce système s'accommode en quelque sorte par l'habitude à la débilité générale, ou mieux qu'il y participe et souffre lui-même par insuffisance de réparation. Soit ; car les tableaux symptomatologiques de l'inanitiation ont été généralement pris des cas d'abstinence plus ou moins complète, où la maladie avait toujours quelque chose d'aigu. Cependant il faut reconnaître qu'il y a ici un *desideratum* au point de vue qui nous occupe.

2° Loin de voir la *sécrétion salivaire diminuer* dans la pellagre, on observe très-fréquemment un ptyalisme abondant. Doit-on en accuser les gerçures de la langue, si communes dans cette maladie ? Mais la durée de leur période inflammatoire est si courte et le ptyalisme si persistant, qu'on ne peut vraiment pas les considérer comme cause suffisante.

Les autres sécrétions physiologiques ne présentent rien de remarquable dans la pellagre ; mais il est souvent une sécrétion morbide dont l'abondance serait peut-être peu conciliable avec l'activité de l'appareil absorbant, je veux dire l'expectoration catarrhale.

3° En interrogeant l'anatomie pathologique, on remarque encore quelques différences.

« Il est démontré, par une foule d'expériences sur les animaux et d'observations recueillies sur l'homme, dit M. Bérard, que la muqueuse stomacale *ne s'ulcère, ne se corrode, ne s'enflamme jamais*, par le fait de l'inanition. » Nous avons vu que le contraire s'observait le plus souvent dans la pellagre. L'état inflammatoire chronique des appareils digestifs et nerveux, les ulcérations même de la muqueuse gastrique et intestinale, sont en effet établis par un grand nombre d'observations nécroscopiques, et ce seraient autant de faits qui ne pourraient plus dès lors rentrer dans ceux de mort par inanition.

4° Enfin il faut reconnaître que si, dans les objections qui précèdent, on peut trouver au moins quelque sujet d'hésitation quand il s'agira d'assimiler la pellagre à une forme de maladie par inanition, il est vrai aussi qu'elles ne paraîtront pas assez concluantes pour trancher définitivement la question. Mais après les raisonnements, ou plutôt avant tout, que disent les faits ?

Ils disent qu'un grand nombre de pellagreux sont de malheureux paysans, des laboureurs, des bergers, qui ne trouvent dans leur nourriture habituelle que des moyens peut-être insuffisants pour lutter contre les mille causes de détérioration qui les environnent. Dans les Landes, le régime alimentaire des paysans se compose presque invariablement de pain de seigle, de bouillie faite avec la farine de millet (*panicum miliaceum*), de millade (*panicum italicum*) ou de maïs (*zea maïs*), de lard rance, de viandes de porc, de pommes de terre; et pour boisson, d'eau le plus souvent saumâtre, rarement mélangée à du vin. Telle est l'énumération classique : elle est vraie pour l'habitant des grandes Landes, mais elle cesse de l'être au même degré pour l'habitant de la Chalosse. Là où le sol est tout autre, l'homme ne peut pas être le même. Or la Chalosse est une contrée qui occupe le midi du département des Landes, sur la rive gauche de l'Adour, terrain d'alluvion qui se prête merveilleusement à la culture de la vigne et des céréales; où rien ne ressemble à ces vastes plaines arides qui règnent de la rive droite jusqu'à la Garonne, et où par conséquent les populations agricoles trouvent suffisamment dans les produits du sol et les relations commerciales tous les éléments d'une bonne alimentation. Je pourrais emprunter à quelques travaux sur la pellagre d'amples détails, pour confirmer ce que je viens d'écrire, et surtout à la thèse de M. Cazaban (1848). Mon ami M. Paul Crébessac a émis les mêmes idées sur la Chalosse, mais pour en tirer une conclusion tout autre. On le comprendra facilement, en se rappelant que M. Crébessac acceptait la théorie de l'alimentation insuffisante et qu'il ignorait la présence de la pellagre dans cette partie des Landes. Elle y existe cependant !

Je dois à M. Jules Daraignez plusieurs faits qu'il a étudiés à Saint-Cricq-Chalosse, son pays natal, et au mois de mars 1851, M. Charles Saint-Martin, d'Amou (Chalosse), adressait à la Société nationale de medecine de Bordeaux un mémoire où il relate plusieurs observations irrécusables. Ce mémoire a du reste été l'objet d'un rapport favorable, fait par M. H. Gintrac. L'existence de la pellagre dans une telle contrée est donc un fait positif, et en même temps bien digne de fixer l'attention; car c'est en variant, si je puis ainsi dire, les conditions de l'expérience, que la nature rendra peut-être possible la solution d'un problème si important et si obscur.

Voilà donc ce que disent les faits envisagés dans les masses; sont-ils moins explicites quand il s'agit des individus ?

Un ecclésiastique, âgé de quarante ans, de bonne constitution, faisant bonne chère..., un pharmacien de Cislago, âgé de trente-neuf ans, bien constitué, bien nourri, mais habitué aux excès de vin, eurent l'un et l'autre la pellagre. Ces deux faits ont été observés par Gaetano Strambio, et MM. Cazenave et Schedel les rapportent avec quelques détails (p. 516). Il est vrai que Balardini accuse Strambio d'avoir pris pour pellagres des *delirium tremens;* cependant, en lisant les observations, on trouve que l'accusation est au moins téméraire.

Dans le premier mémoire lu par mon père à la Société royale de médecine de Bordeaux, on voit l'observation de Marguerite Deycard, épouse Durat, âgée de vingt-cinq ans, très-bien constituée, qui vivait avec sa tante, sage-femme, et l'aidait dans sa profession. Il est dit expressément à la page 30 : La femme Durat avait toujours été *bien nourrie,* tenue proprement, et ne s'était point occupée des travaux de la terre; elle était d'une belle taille et d'une belle carnation; elle n'avait eu aucune maladie de la peau, ni n'avait presque jamais été malade (Documents, etc.).

A la page 178 *du même volume des documents* rassemblés par M. L. Marchand, on lit : « Marie Jocqz, âgée de cinquante-six ans, propriétaire, agriculteur, de stature plus que moyenne, brune, mère de six enfants, réglée jusqu'à l'âge de cinquante-deux ans, issue de parents très-sains qui ont vécu longtemps, jouissant d'une *bonne aisance,* fut atteinte de pellagre le mois d'avril 1836 » (Beyris).

Parmi les observations relatées par M. Saint-Martin, d'Amou (Chalosse), on en remarque quelques-unes où l'usage d'une nourriture substantielle est expressément indiqué. Ainsi :

— Jean Dupouy, du Tilh (Chalosse), charpentier, quarante ans, tempérament bilieux, nourriture bonne, a la pellagre depuis deux ans.

— Marianne Dubouché, trente-cinq ans, cultive la terre, est dans une position assez aisée, sa nourriture est bonne; pellagreuse.

On trouve dans la thèse de M. Cazaban des faits analogues.

Mon ami M. J. Daraignez m'a communiqué quelques faits qu'il a recueillis à l'hôpital de Bordeaux, et, dans le nombre, j'en vois deux que voici :

— Pierre Lacaze, âgé de trente-six ans, habite Saint-Jean-d'Illas, canton de Pessac (Gironde), cultivateur et tondeur de brebis. Sa nourriture habituelle est copieuse, composée de pain de seigle, de viandes fraîches et de vin tous les jours ; il est d'un tempérament sanguin, d'une forte constitution. Son père et sa mère sont morts pellagreux à un âge avancé. Depuis trois ans, il présente tous les signes non équivoques de la maladie.

— Joseph Dubois, de Bordeaux, attaché depuis quelques années au service d'un acheteur de bœufs et de moutons qui parcourt les Landes, a toujours eu une nourriture bonne et suffisante, sa constitution est robuste ; hérédité nulle. Il est mort en démence pellagreuse.

J'ajouterai des faits que j'ai moi-même observés.

— Jacques Hollé, ce soldat d'Afrique dont j'ai donné l'histoire dans les premières pages, est un des plus concluants, pour moi qui l'ai vu. La teint de son visage, la rondeur de ses formes, les reliefs de ses muscles, attestent mieux encore que ce qu'il raconte que son alimentation n'a jamais été insuffisante.

— Romage, âgé de trente-quatre ans, habite Madérac, près Créon (Gironde), pays très-fertile, sur les coteaux de la rive droite de la Garonne ; il se nourrit habituellement de pain blanc, de viandes fraîches, boit du vin tous les jours, n'a jamais mangé de maïs ; tempérament sanguin, forte constitution. Depuis trois ans, l'érythème caractéristique et la diarrhée apparaissent au printemps ; les forces musculaires sont conservées (1850).

— Marie Labat, trente-huit ans, habite Biscarosse (Landes), cultive la terre ; son mari est laboureur ; tempérament nerveux, constitution bonne, stature élevée. Cette malade est des plus intéressantes ; car, à voir sa physionomie agréable, intelligente, son extérieur propre et convenable, l'aspect de son ménage, qui respire une aisance rustique, on ne s'attendrait pas à trouver là une femme et toute une famille en proie à la pellagre. Sa nourriture est celle des paysans aisés : pain noir, viandes fraîches assez souvent, viandes salées, légumes, vin mêlé à l'eau. Et pourtant l'aïeul est mort pellagreux ; il se jeta à l'eau, il y a vingt ans. Le père et la mère, qui sont fort âgés, n'ont jamais présenté les signes de la maladie. Un oncle, fils de l'aïeul sui-cidé, est mort pellagreux dans l'anasarque. La fille de Marie Labat, âgée de quinze ans, a déjà eu deux années de suite l'érythème des mains, et un autre enfant de cinq ans a présenté cette année (1851) une affection semblable sur le dos des mains.

Quant à Marie Labat, elle a eu, pour la première fois, l'érythème il y a dix ans. Pendant deux ou trois années, il n'occupa que le dos des mains, puis il envahit les pieds, et même, il y a un an, il se mon-tra au menton. Cet érythème durait longtemps (trois à quatre mois), et faisait éprouver à la malade de douloureuses sensations d'ardeur et de prurit ; aux pieds, c'étaient des ondées de chaleur brûlante et des fourmillements pendant toute la belle saison. Peu après l'appa-rition de l'affection cutanée, il survint des douleurs d'estomac, sans nausées ni vomissements, et une constipation qui n'a guère cessé que pendant des intervalles très-courts. Depuis cinq à six ans, cé-phalalgie, vertiges ; mais pas de faiblesse notable de l'appareil loco-moteur. Cette année (1851), l'érythème a paru, au mois de mars, aux pieds, aux mains et à la face. Au moment où la malade est exa-minée, c'est-à-dire à la fin de juin, la rougeur est encore vive et parsemée de squames épaisses, sèches, noirâtres ; les lèvres sont gercées ; la langue humide, mais fendillée. La malade accuse un goût salé de la bouche, des constrictions de la gorge, un sentiment d'ar-deur à l'estomac ; pas de soif, pas d'appétit ; ni nausées ni vomis-sements ; coliques quelquefois le matin, et constipation habituelle. La puissance musculaire, jusqu'alors intacte, commence à décroître sensiblement ; la pression exercée sur les apophyses épineuses lombaires réveille de la douleur. Ce qui inquiète surtout cette malade, ce sont des céphalalgies fréquentes, des douleurs lancinantes, et un sentiment d'ardeur vers le vertex, des vertiges et des bourdonnements d'oreilles fréquents. Enfin cette femme, dont le degré d'intelligence est peu commun parmi les paysans, avoue que sa mémoire est singulièrement en défaut depuis un an ou deux, et que ses jugements même n'ont pas la même sûreté qu'autrefois. En un mot, les facultés intellectuelles ont diminué d'une manière bien plus appréciable que les facultés locomotrices.

Cet exemple, recueilli en présence de M. le Dr Gazailhan, est intéressant à plusieurs titres et me parait d'un très-grand poids dans la question de l'alimentation.

Jeanne Berran, quarante et un ans, de Mimizan (Landes), occupée des soins du ménage, avait aussi une nourriture assez bonne, bien loin de l'état de misère, et cependant elle est morte en démence pellagreuse le 28 juillet 1851, après dix ans de maladie.

Tels sont quelques-uns des faits dont l'examen attentif m'a paru infirmer la théorie de l'alimentation insuffisante, prise du moins comme cause nécessaire et suffisante de la pellagre. Je sais bien que leur nombre n'est pas assez imposant, en ayant égard surtout au nombre considérable d'observations connues, pour qu'il soit permis de fonder sur eux une certitude absolue dans la question qui nous occupe. A-t-on tenu compte de toutes les circonstances qui peuvent en imposer ? L'alimentation de ces malades, quoiqu'elle fût meilleure que celle de la plupart des autres pellagreux, était-elle suffisante ? suffisante par la qualité aussi bien que par la quantité ? N'y avait-il chez eux aucun vice organique qui réduisit à l'insuffisance une nourriture bonne d'ailleurs par elle-même ? Ces objections ont de la valeur et doivent rendre très-circonspect dans le jugement ; cependant je pense qu'elles se trouvent surtout résolues par l'observation des malades eux-mêmes, dont l'état général, les muscles à reliefs très-bien conservés, et fort souvent la graisse en quantité notable, repoussent toute idée d'inanitiation.

Je dirais donc volontiers que la mauvaise alimentation est un fait général, mais non constant, qu'on rencontre dans l'étude étiologique de la pellagre.

Maïs. — Longtemps les médecins italiens avaient accusé le maïs de donner naissance à la pellagre ; mais, comme des contrées nombreuses, où l'usage de cette céréale existait non moins qu'en Lombardie, étaient exemptes de la maladie, on avait abandonné cette idée, lorsque M. Balardini la reprit sous une autre forme et lui donna quelque degré de vraisemblance. Ce ne fut plus le maïs, mais le *maïs corrompu* par une espèce particulière de parasite végétal (*oidium* ou *sporisorium maydis*), qu'on donna comme cause de la pellagre ; M. Balardini prêta à cette altération le nom de *verderame* (vert-de-gris), parce qu'en effet elle se présente sous l'aspect d'une poussière ou de globules d'un beau vert, nichés sous l'épiderme et près du hile de la graine.

Sous ce nouveau jour, l'idée était heureuse ; elle eut du succès, et M. T. Roussel s'en fit, en France, le propagateur zélé, qui déploya beaucoup de sagacité et de talent dans la défense de sa cause. Il y avait en effet plus d'un côté séduisant dans la nouvelle hypothèse : la question de savoir si la pellagre est une maladie nouvelle ou si l'époque de son invasion en Espagne, en Italie, dans les Landes, se rapporte réellement au moment de sa découverte dans chacune de ces contrées, trouvait sa solution naturelle dans l'histoire de l'importation du maïs. L'objection soulevée précédemment contre le maïs n'existait plus, car on pouvait répondre qu'il est tout simple que cette céréale mûrisse sans altération dans certains pays où elle trouve toutes les conditions qui assurent son parfait développement, tandis qu'elle s'altère dans d'autres, et devienne cause de maladie. Enfin la nature de l'endémie était bien évidemment analogue à celle de l'ergotisme des maladies céréales, dont les symptômes se rapprochent, etc.

En un mot, tout ce que peut le raisonnement venait en aide à cet ingénieux système... Malheureusement les faits, plus inflexibles, sont venus en grand nombre à l'encontre des déductions de la logique, et aujourd'hui le plus grand nombre des auteurs français reconnaît que là n'est pas la vérité ou du moins toute la vérité.

Il est, je pense, inutile d'ajouter ici de nouvelles observations à celles déjà publiées et connues de tout le monde; je me contenterai de dire d'une manière générale : 1° que la pellagre existe dans des contrées où l'usage du maïs est très-restreint ou n'existe pas, 2° qu'elle n'existe pas partout où l'on mange du maïs altéré.

En effet, c'est une erreur de croire que le maïs entre notablement dans le régime alimentaire du paysan des Landes; ce qu'ils appellent *cruchade, escauton, millasse,* n'est le plus souvent qu'un gâteau de bouillie épaisse faite avec de la farine de *millet* ou de *panis,* tandis que celle de maïs est réservée à de meilleures tables; « et la raison en est bien simple, dit M. Ardusset, c'est qu'on ne l'y récolte pas, et comme son prix est ordinairement assez élevé, peu de cultivateurs des Landes sont en état d'en acheter. » D'un autre côté, le peu de maïs qui se récolte dans les Landes qui avoisinent la Teste-de-Buch, et dans lesquelles règne la pellagre, est porté dans cette petite ville, où il est consommé. C'est là que j'ai pu surtout rechercher le verderame; je l'ai rencontré en assez grande quantité dans plusieurs greniers, et, chose remarquable, jamais un seul cas de pellagre n'a été observé à la Teste !

Encore une fois, je n'accumulerai pas les preuves pour démontrer que le maïs ne peut pas être regardé comme la cause unique de la pellagre; je les crois suffisamment connues. Mais ici, comme pour l'alimentation insuffisante, ne faut-il pas reconnaître que réellement l'usage du maïs est répandu dans une grande partie des pays à pellagre, et peut par conséquent entrer dans l'étiologie comme cause générale. Ajoutons cependant que la grande extension qu'a prise cette culture au commencement du siècle, et qui est telle qu'elle s'étend bien au delà des limites de l'endémie pellagreuse, a rendu peut-être trop facile cette coïncidence, au premier abord si remarquable.

« J'ajouterai, c'est M. Baillarger qui parle, que l'hérédité est la cause principale de la pellagre. Ce fait seul, mieux connu, eût dû suffire, à mon avis, pour renverser cette hypothèse, d'ailleurs si habilement soutenue, de l'action exclusive du maïs. Comment comprendre qu'il n'y ait qu'un seul *agent toxique* qui puisse développer le germe héréditaire? Comment admettre surtout que, par une exception singulière, les symptômes de l'*empoisonnement* produit par le maïs altéré se transmettraient par hérédité? »

J'ai placé ici cette objection, parce qu'elle forme une transition naturelle entre ce sujet et celui qui va suivre. Très-puissante, en effet, quand il s'agit d'un *empoisonnement*, elle tombe devant l'*infection virulente.* Si l'on ne connaît pas d'intoxication héréditaire, les exemples ne sont que trop fréquents d'hérédité dans des maladies à virus (syphilis). L'analogie serait donc ici en faveur de l'opinion que je vais examiner.

Virus.—La question de la virulence se rattache d'une manière si intime à l'histoire de la découverte de la pellagre dans les Landes, qu'on me pardonnera de m'y arrêter un peu longuement ; d'ailleurs ce sujet ne mérite pas l'oubli dans lequel il est tombé.

Après avoir lu, le 4 mai 1829, devant la Société royale de médecine de Bordeaux, une *note sur une maladie peu connue,* mon père présenta à la même société un mémoire plus étendu, dans lequel il s'exprimait ainsi :

« ...Il y a peu de temps que j'eus l'honneur de présenter à la Société l'exposé des principaux symptômes d'une maladie *qui fut jugée peu connue ;* maintenant je vais offrir quelques observations sur cette maladie, afin de jeter les premières bases de son histoire et parvenir, s'il est possible, à son entière connaissance.

« Quoique je sois bien persuadé qu'elle règne dans toutes les grandes landes, je n'ai encore pu l'observer que sur les bords du bassin d'Arcachon. Je commencerai par une petite digression sur la topographie des communes qui sont sur ce littoral.

«... Les bergers et souvent les cultivateurs se vêtissent de *peaux de brebis non tannées et qu'on ne lave jamais.*

«... Après avoir réfléchi longtemps et bien analysé la situation des cultivateurs, des résiniers de tout le pays, je n'ai pu voir entre eux d'autre différence notable que celle que je viens d'établir, et j'ai cru voir en cela la cause de la maladie.

«Il est encore deux choses qui sont bien faites pour corroborer mon opinion, que du reste je n'embrasse pas avec opiniâtreté.

«Voici la première : on cultive beaucoup de vignes à Gujan, principalement dans le quartier de Mestras, où il y a un grand nombre de personnes qui ne font que cette culture et qui n'ont que de faibles rapports avec les laboureurs, presque tous situés dans deux quartiers éloignés. Ces vignerons *ne se servent point du fumier de brebis* pour leurs vignes, qu'ils engraissent avec des terres argilo-salines prises sur les bords du bassin. Eh bien! aucun de ces vignerons n'a la maladie.

«La deuxième chose et peut-être la plus importante, la voici : je m'étais souvent informé à des bergers si les brebis étaient sujettes à des maladies particulières ; mais, soit ignorance, soit manque de mémoire, ils ne m'avaient indiqué que la clavelée et une sorte de tournoiement de tête occasionné par des hydatides développées dans les sinus frontaux, pour la guérison desquelles (soit dit en passant) ces rustres bergers appliquent très-bien le trépan sans autres instruments qu'un petit couteau. Mais, ayant depuis peu pris de nouvelles informations, j'ai su d'un berger que quelquefois, *dans l'été, quelques brebis mouraient d'une forte diarrhée accompagnée d'une rougeur dans l'intérieur des cuisses.* On sait que les pasteurs soignent leurs brebis malades, et qu'ils les écorchent, lorsqu'elles sont mortes, pour en avoir la peau, dont ils se vêtissent. Il doit paraître vraisemblable qu'ils peuvent prendre cette maladie, si elle est susceptible de s'inoculer. »

Ainsi un virus inoculable de la brebis à l'homme, ce qui n'implique pas nécessairement la contagion de l'homme à l'homme, telle est la cause de la pellagre, d'après cette hypothèse.

Si l'on réfléchit aux conditions qui bornaient le champ de l'observation à cette époque ; à ce fait remarquable que les marins, nombreux dans ce pays et adonnés à tous les excès ; que les résiniers, classe pauvre et plus misérable qu'aucune autre ; que les cultivateurs ne faisant aucun usage du fumier de brebis ; que les communes où il n'y a pas de troupeaux (telle est la Teste), et que même les quartiers d'une même commune où ils ne sont pas en contact avec les habitants, sont à l'abri de la pellagre, tandis que cette maladie était observée exclusivement chez les bergers ou les cultivateurs qui manient le fumier de brebis ; si l'on réfléchit, dis-ie, à toutes ces causes, n'était-il pas naturel de chercher là l'étiologie de la pellagre ?

Or quelles raisons a-t-on opposées à cette conclusion ?

M. Bonnet, de Bordeaux, rapporteur du travail dont je viens de parler, s'exprime de la sorte : 1° On n'est nullement en droit de conclure à l'existence d'un germe morbifique, d'une donnée aussi vague que celle d'un berger qui dit que quelquefois dans l'été les brebis meurent d'une forte diarrhée accompagnée d'une rougeur dans l'intérieur des cuisses. »

Mais, depuis cette époque, plusieurs observations directes ont prouvé que les brebis sont sujettes à une maladie nommée *pelle* par les paysans, fort analogue à celle de l'homme nommée *pellagre* par les paysans lombards, et caractérisée par la rougeur des cuisses, la chute de la laine, la diarrhée, le tournoiement de tête, et une abolition progressive de la locomotion, revenant tous les printemps et se terminant, après peu d'années, par la mort. M. Guichenet, médecin-vétérinaire des épizooties du département de la Gironde, adressa dans le temps à M. Marchand une lettre dont celui-ci a consigné un fragment dans les Documents (p. 164) ; je le transcris :

« La maladie que vous désignez sous le nom de *pellagre* paraît pouvoir être rangée dans la catégorie des maladies *à virus*. Voici sur quoi je fonde cette assertion : le mouton, abandonné presque à l'état de nature dans les landes, est très-sujet à une affection cutanée qui a beaucoup de rapports avec celle que vous étudiez. Cette affection du mouton ne serait-elle pas communiquée à l'homme par la contagion ? »

Cette proposition renferme évidemment un appel à l'expérimentation. Personne cependant n'y a eu recours, et il est à souhaiter que l'on se mette en cherche de brebis ayant la pelle, pour s'assurer d'abord si la maladie est inoculable d'une brebis à l'autre, transmissible enfin d'une manière quelconque. C'est encore une lacune.

« On peut, dit M. Bonnet, objecter : 2° que la pellagre ne règne que dans les Landes, bien qu'il y ait une foule d'autres pays où l'on garde des brebis, et où même ces troupeaux sont plus nombreux. »

La raison n'est certes pas suffisante; il serait tout aussi vrai de dire que le cowpox ne provient pas de la vache, parce que dans une foule de contrées où paissent des troupeaux de vaches, on ne rencontre pas le cowpox. C'est ici comme pour l'hypothèse du maïs; il ne s'agit pas de savoir si la pellagre existe partout où vivent des brebis, mais:

1° Si partout où elle existe il y a des brebis;

2° Si ces brebis sont sujettes à la *pelle ;*

3° S'il est des cas bien authentiques de pellagre chez des individus qui n'ont eu aucune relation médiate ou immédiate avec ces animaux.

Les matériaux nécessaires à la solution du problème font défaut; tout ce qu'on peut dire, en thèse générale, c'est que là où la pellagre est endémique, existent des troupeaux de moutons : en Italie, dans les Asturies, les Landes et en Afrique, si tant est qu'elle y existe. On se rappelle, à ce propos, que M. Abeille, dans la lettre citée plus haut, spécifie, d'après ses souvenirs il est vrai, que ce sont surtout les femmes des indigènes de l'Algérie qui sont pellagreuses, et que c'est elles qui sont chargées du soin des troupeaux;

qu'elles vivent au milieu du fumier, et sont dégoûtantes de malpropreté.

A. Spessa attribuait la pellagre du Milannais à l'habitude qu'ont les paysans de passer leurs soirées d'hiver dans des étables ; Titius pensait la même chose. Buniva est allé plus loin, puisqu'il dit avoir observé que les *bœufs et les brebis sont affectés de pellagre;* néanmoins il tenta inutilement des expériences d'inoculation (Actes de l'Acad. des sciences de Turin, 1808).

Je dois ajouter que dans toutes les observations que je dois à M. Jules Daraignez, dans celles que le D' Gazailhan a eu l'obligeance de me transmettre, et dans celles que j'ai recueillies moi-même, l'existence des rapports des malades avec la race ovine a été toujours constatée ; que parmi celles qu'on lit dans les divers écrits, pour le plus grand nombre, il n'est pas tenu compte de cette circonstance, et dans quelques-unes, cette relation avec les brebis est formellement niée ; et ici a-t-on suffisamment tenu compte de toutes les éventualités qui peuvent induire en erreur ? Par exemple, on voit, dans un mémoire de M. Ardusset, que dans divers cantons de l'arrondissement de Bazas, mais principalement dans celui de Captieux, qui, pour le dire par parenthèse, est très-pellagreux, on rencontre une étendue immense de landes incultes, sans arbres, sans habitations, et qui ne servent qu'au parcours des troupeaux de brebis. Eh bien ! malgré cela, ce médecin distingué note que quelques-uns de ses malades, pris dans ces cantons, n'ont pas soigné de brebis. Cela ne suffit pas ; n'est-il donc pas naturel de penser que dans beaucoup d'autres faits, on n'ait pas tenu un compte assez scrupuleux de l'influence directe ou indirecte qu'auraient pu avoir les animaux sur le développement de la pellagre ?

Un fait immense dans ses résultats, si l'expérience le confirme, et c'est notre ardent désir ! je veux dire l'efficacité merveilleuse du traitement de la pellagre par l'eau sulfureuse de Labassère, tel que nous l'indiquerons au dernier chapitre, ne peut vraiment se concevoir que par une action *spécifique.* Le sulfure de sodium (ou tout autre, n'importe) agirait ici comme l'iodure de potassium, les mercuriaux, dans la syphilis, sans doute en neutralisant directement le principe du mal. Cette induction est-elle téméraire? Mais quelques verrées d'eau de Labassère ou de Cauterets suffiraient-elles donc à renouveler un organisme miné par la misère, l'inanitiation lente, ou un empoisonnement chronique, lorsque l'usage prolongé du quinquina, de la médication tonique, reste impuissant! Serait-il du moins plus rationnel de le penser? Or c'est aux maladies virulentes bien mieux qu'ailleurs, aux maladies *spécifiques*, qu'il est vrai d'appliquer le célèbre principe : *Naturam morborum curationes ostendunt*. Quant à la pellagre, la spécificité du remède étant démontrée, ce qui n'appartient qu'à l'avenir, quelle théorie sur sa nature se prêterait mieux au nouveau fait que celle de la virulence?

En résumé, il n'est pas possible de résoudre aujourd'hui cette question de la virulence de la pellagre ; mais, si je ne m'abuse, on a vu qu'elle ne mérite pas l'oubli dans lequel elle est tombée, et qu'il serait utile que les observateurs portassent sur ce point leur attention: c'est du reste le vœu exprimé par M. T. Roussel lui-même, à la dernière page de son excellente monographie.

Tel est à peu près l'état actuel de la science à l'égard de l'étiologie de la pellagre. Il n'a pas été question, dans ce chapitre, de quelques autres opinions, parce qu'elles nous ont paru d'une moindre importance; ainsi on a imputé la pellagre à l'insolation, à toutes les causes banales de la gastro-entérite, à une acrimonie des humenrs, au scorbut, etc.

Quant à celles que nous considérons comme d'une plus grande valeur, et dont nous nous sommes efforcé de donner un tableau exact quoique très-imparfait, il faut bien dire comment nous sommes porté à les juger, et quelle conclusion nous semble résulter de l'analyse qui en a été faite.

Eh bien! nous pensons que toute opinion sur l'étiologie de la pellagre, qui se renferme dans l'étude des causes *générales* de misère, ou d'un ordre particulier de ces causes (par exemple de l'ali-

mentation insuffisante), n'embrasse que des causes prédisposantes. Il faut une cause déterminante, quelque chose qui imprime à cette curieuse maladie son allure particulière, qui la distingue si profondément de toutes les autres, qui justifie sa triste prédilection pour certaines contrées, son apparition sporadique dans quelques autres; quelque chose enfin de *spécial*.

C'est l'opinion de M. le professeur Requin, c'est celle de tous ceux qui se sont livrés à la recherche d'une cause unique ; c'est, il nous semble, la plus rationnelle.

Et maintenant quel est-il ce principe morbifique ? Est-ce la verderame ? est-ce un virus venu des animaux ? Nous avons dit que de nouvelles recherches, un examen critique plus approfondi, étaient désormais nécessaires pour juger définitivement ces théories. Est-ce autre chose encore ?... Je n'ai pas la prétention de le dire.

Quoiqu'il en soit, et d'après cette idée, on pourrait avec juste raison conclure en disant que la cause de la pellagre peut être considérée aujourd'hui comme réellement *spécifique,* c'est-à-dire, d'après les définitions de M. le professeur Requin, *unique, déterminante,* mais *occulte* (*Élém. de path. méd.,* t, 1. p. 170).

Hérédité. — Que la maladie soit engendrée par la misère, l'insuffisance d'alimentation, une cause spécifique ou non, il est probable qu'elle se propage par hérédité : *Omnes fere pellagrosos ab aliis ortos cernas* (Moris).

Les Italiens rapportent quelques exemples d'enfants qui seraient nés avec tous les signes de la pellagre; mais le plus souvent ce n'est pas ainsi que les choses se passent, et ce n'est que plusieurs années après la naissance qu'elle se montre. Il faut dire aussi qu'elle n'arrive pas d'une manière fatale; car ce n'est pas la pellagre elle-même, mais plutôt, selon M. T. Roussel, une imminence morbide particulière, que l'enfant reçoit de ses parents pellagreux « Dans cette sphère d'imminence morbide, dit-il, où les enfants se trouvent placés, la maladie les atteint plus facilement que tout autre individu, et, lorsqu'elle les atteint, elle marche plus vite et se trouve à

la fois plus grave et plus tenace, comme aussi elle tend à se per-
pétuer, s'étendre et s'aggraver dans les familles qu'elle a attaquées. »

On trouve partout des exemples et des statistiques en faveur de
l'hérédité pellagreuse. Je me contente d'ajouter, sans commentaires,
ce qui m'entraînerait trop loin, que, sur 124 observations que j'ai
rassemblées, 50 fois l'hérédité a été constatée, 17 fois elle a été nulle,
et 57 fois les renseignements ont fait défaut.

Quant à l'opinion de M. Baillarger pour l'hérédité de la folie, à
savoir qu'elle se transmet plus souvent par la mère que par le père,
et plus souvent de la mère aux filles et du père aux garçons, elle
était, exactement à la même époque (avril 1844), confirmée, en Italie,
par les recherches de M. Calderini sur l'hérédité de la pellagre. Si
je donne ici le relevé de mes observations, qui n'est qu'à demi con-
firmatif de cette opinion, c'est sans y attacher une grande importance, à cause du petit nombre de faits. Ainsi j'ai noté : du père aux
enfants, 20 ; de la mère aux enfants, 11 ; du père au fils, 12 ; à la
fille, 8 ; de la mère au fils, 2 ; à la fille, 8.

Contagion. — Quelques médecins italiens, acceptant l'opinion po-
pulaire, ont admis la contagion ; d'autres l'ont repoussée énergi-
quement. *Neminem arbitror somniaturum pellagram morbum esse
contagiosum ,* dit Frapoli. Gherardini toucha impunément les parties
affectées de pellagre, ce qui se voit tous les jours, et Buniva s'ino-
cula, sans plus de succès, de la salive, du sang, de l'ichor de pellagreux.

Aujourd'hui personne, que je sache, ne regarde la maladie comme
contagieuse de l'homme à l'homme, et aucun fait, parmi ceux que
j'ai compulsés ou observés, ne m'autorise à émettre le moindre
doute à cet égard.

TRAITEMENT.

Avec le traitement, se confond ce que l'on peut dire du pronostic :

à savoir que les pellagreux, après un certain nombre d'années, qui varie de deux à cinq, dix et même vingt ans, quelquefois plus, meurent constamment par le marasme, la démence, le suicide, l'asphyxie, ou quelque complication, et que rien jusqu'ici n'autorise à penser qu'aucun traitement puisse guérir cette cruelle maladie.

C'est trop dire cependant ; car il existe dans l'ouvrage de M. Cazalas (*Recherches sur l'eau min. sulfur. de Labassère*) un fascicule d'observations où l'on voit, non sans étonnement, le succès complet de la médication employée par M. Verdoux.

Dans une note adressée à M. Cazalas, M. Verdoux déclare que dès l'année 1817, il observait à Labassère (Hautes-Pyrénées) une maladie de la peau qu'il a su depuis être la pellagre et dont la malignité mettait en défaut tous les moyens de traitement. En 1840 seulement, il s'avisa de leur administrer l'eau sulfureuse qui jaillit dans le pays même, et de ce moment il ne compta plus que des succès. Dix-neuf observations viennent à l'appui de cette assertion, et dans une lettre récente que ce médecin distingué a eu la bonté de m'écrire, il ajoute que depuis la publication de l'ouvrage de M. Cazalas, il a toujours eu le même succès. « Et ce n'est pas seulement, dit-il encore, avec l'eau de Labassère (1) que je guéris cette maladie ; j'ai obtenu les mêmes résultats avec l'eau sulfureuse de Cauterets. »

Il fait prendre l'eau le matin, sans mélange, froide ou légèrement réchauffée, à la dose d'un demi-litre par jour pendant quinze jours. Le malade se repose pendant une semaine, puis recommence encore

---

(1) M. Louis Cazalas nous apprend que l'eau sulfureuse de Labassère se distingue : 1° de la plupart des eaux sulfureuses par sa température, qui est froide ; 2° d'un grand nombre, par la nature de son principe minéralisateur (*sulfure de sodium*) ; 3° de quelques-unes, par la proportion de sulfure de sodium qu'elle renferme ; 4° de presque toutes, par sa richesse en chlorures ; 5° de beaucoup, par la faible proportion de sels calcaires qu'elle contient ; 6° d'autres enfin, par ses propriétés alcalines bien prononcées, et par sa stabilité, son peu d'altération par

pendant quinze jours ; c'est tout. Il est bon cependant d'insister un peu plus longtemps, si la maladie parait réfractaire, et de recommencer au printemps suivant, dans un but de prophylaxie.

Voilà un fait capital ; rien en effet de plus simple que cette médication, rien de plus merveilleux que le résultat. C'est donc un devoir impérieux, aux médecins qui ont à donner leurs soins à des pellagreux, d'expérimenter ce moyen nouveau, et si son efficacité se confirme, ce sera aux hommes qui sont chargés de veiller à l'hygiène publique d'en faciliter et d'en généraliser l'emploi.

Et quel bienfait pour les malheureux malades, quel contentement pour le praticien, que ce remède souverain ! Car, il faut le dire, c'est avec une sorte de découragement, qu'après avoir parcouru les immenses travaux que possède la science sur cette désastreuse maladie, on voit l'inutilité de tous les efforts tentés pour la combattre.

Les émissions sanguines ont été plus nuisibles qu'utiles, les révulsifs n'ont rien fait ; la médication tonique et réparatrice a suspendu quelquefois le mal, sans jamais le détruire, et la prophylaxie elle-même, toujours difficile en pareil cas, n'a pas donné de résultats certains.

---

le repos, le transport, la conservation même à l'air libre, qui en font *une des eaux les plus précieuses pour l'exportation et l'emploi loin des sources.*

Analyse de M. Poggiale.

Un litre d'eau de Labassère contient :

Sulfure de sodium.	0,0400		Silicate de chaux.	0,0477
— de fer.	des traces.		— d'alumine.	0,00035
Chlorure de sodium. . . .	0,2124		— de magnésie. . . .	0,0080
— de potassium. . . .	0,00189		Iode.	des traces.
Carbonate de soude. . . .	0,0233		Matière organisée.	0,1630 o
				0,49664

Sulfate { de soude. . . / de potasse. . . / de chaux. . . } des traces.

QUESTIONS

LES DIVERSES BRANCHES DES SCIENCES MÉDICALES.

Physique. — Déterminer, par les lois de l'hydrostatique, quels sont les points du système artériel qui sont le plus susceptibles d'anévrysme.

Chimie. — Des caractères distinctifs de l'acide urique.

Pharmacie. — Des avantages que le médecin peut retirer des emplâtres ; décrire la préparation de l'emplâtre simple et donner la théorie de l'opération.

Histoire naturelle. — De la structure de l'écorce dans les végétaux dicotylédonés herbacés et dans les végétaux dicotylédonés ligneux.

Anatomie. — Faire connaître les anastomoses des branches fournies par le plexus lombaire ; des rapports du plexus lombaire.

Physiologie. — Quels sont les agents de l'expiration ?

Pathologie interne. — De l'ictère. et de ses divers rapports avec les maladies du foie et de l'appareil excréteur de la bile.

Pathologie externe. — Des fractures du cubitus.

Pathologie générale. — De l'étiologie des hémorrhagies.

Anatomie pathologique. — Des solutions de continuité en général.

Accouchements. — De la procidence des extrémités supérieures du fœtus pendant l'accouchement.

Thérapeutique. — Des accidents qui peuvent résulter de l'emploi thérapeutique soit interne, soit externe, des préparations de plomb.

Médecine opératoire. — Des cas qui réclament l'opération du trépan.

Médecine légale. — De la diversité des morts dans les maladies.

Hygiène. — De l'humidité atmosphérique dans ses rapports avec la santé.

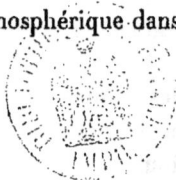

Vu, bon à imprimer.

REQUIN, Président.

Permis d'imprimer.

Le Recteur de l'Académie de la Seine,

CAYX.

Paris, le 28 mai 1853.

* 9 7 8 2 0 1 3 7 1 7 9 9 1 *